Odette Patenaude

Au cœur des soins infirmiers

Guide d'apprentissage
de la relation d'aide

Nouvelle édition

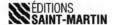
ÉDITIONS
SAINT-MARTIN

Catalogage avant publication de Bibliothèque et Archives nationales du Québec et Bibliothèque et Archives Canada

Patenaude, Odette

Au cœur des soins infirmiers : guide d'apprentissage de la relation d'aide

2e éd. rev. et corr.
Comprend des réf. bibliogr. et un index.
Pour les étudiants du niveau collégial.

ISBN 978-2-89035-432-6

1. Relations infirmière-patient. 2. Soins infirmiers – Aspect psychologique. 3. Comportement d'aide. 4. Patients – Counseling. I. Titre.

RT86.3.P37 2008   610.7306'99   C2008-940751-2

Canada

Les Éditions Saint-Martin inc. sont reconnaissantes de l'aide financière qu'elles reçoivent du gouvernement du Canada qui, par l'entremise de son Programme d'aide au développement de l'industrie de l'édition, soutient l'ensemble de ses activités d'édition.

Société de développement des entreprises culturelles Québec

Les Éditions Saint-Martin inc. sont également reconnaissantes de l'aide qu'elles reçoivent du Gouvernement du Québec dans le cadre du Programme de crédit d'impôt pour l'édition des livres – Gestion Sodec.

Éditeur : Richard Vézina
Montage : Ateliers Prêt-Presse
Cet ouvrage a bénéficié de la collaboration de :   Karin Beaulieu-Lebel, Cégep de Lévis-Lauzon
                                                     Martine Chauvette, Cégep de Saint-Jérôme
                                                     Carole Vincent, Cégep de Sherbrooke
Crédits photo : ©iStockphoto (Nathan Maxfield)
Illustrations : Lucie Langlois
Dépôt légal : Bibliothèque nationale du Québec, 2e trimestre 2008
1re réimpression, 2e trimestre 2009
Imprimé au Québec (Canada)

ÉDITIONS SAINT-MARTIN
Filiale du réseau Coopsco

© 2008 Les Éditions Saint-Martin inc.
7333, place Des Roseraies, bureau 501
Anjou, Québec H1M 2X6
Tél. : 514-529-0920
Téléc. : 514-352-1764
st-martin@qc.aira.com

Table des matières

Lexique

Les exercices proposés en fin de chapitres sont présentés en fonction des différents apprentissages.

 Activités d'apprentissage préparatoires (motivation et ouverture) ;

 Exercices qui visent l'acquisition de connaissances et d'habiletés ;

 Exercices reliés à l'intégration de ces connaissances et habiletés en milieu clinique.

Avant-propos

L'INFIRMIÈRE* EST UNE COMMUNICATRICE ! COMMENT SE L'IMAGINER autrement qu'attentive et chaleureuse ? Au cours de sa carrière, l'infirmière entrera en contact avec une multitude de personnes de tous les âges, de tous les milieux et de toutes les cultures. Elle a habituellement choisi cette profession parce qu'elle aime être près des gens, parce qu'elle veut aider et se sentir utile. De son côté, la personne soignée s'attend à recevoir des soins, mais aussi à être considérée, écoutée et comprise.

* Le terme *infirmière* est utilisé sans discrimination et à titre épicène dans le seul but d'alléger la lecture du texte.

Mais le lien significatif et très intime qui s'établit entre l'infirmière et son patient va au-delà de la simple communication. La personne malade se trouve dans un moment de son existence où elle vit une expérience pénible – ou à tout le moins désagréable – et l'infirmière est généralement celle avec qui elle aura le plus de contacts. Cette intimité exige de la part de cette dernière une ouverture et une capacité d'écoute peu communes. C'est une situation fragile et délicate puisque le client s'avère vulnérable et que l'infirmière est investie d'un pouvoir particulier.

Malgré son rôle apparemment dominant, l'infirmière se trouve dans une position privilégiée de recevoir et d'apprendre, elle aussi, de cette relation. Ses contacts répétés avec des êtres humains ressentant la joie d'une naissance ou d'une guérison, l'anxiété de la maladie et de la souffrance ou la tristesse de la mort sont des occasions de croissance et de développement personnels d'une richesse inestimable.

La relation d'aide est au centre de toutes les interventions infirmières.

L'infirmière met à l'épreuve ses capacités de communication, mais surtout d'écoute et de compréhension, dans toutes les dimensions de sa pratique professionnelle, et ce, à l'occasion de chacun de ses contacts avec les clients. Les attitudes et les habiletés de relation d'aide font partie intégrante de toutes les interventions infirmières, peu importe leur nature. C'est ce qui confère aux soins infirmiers une dimension essentiellement humaine.

Les infirmières disposent également d'outils qui mettent en relief les éléments spécifiques et la nature unique de leur profession : modèles conceptuels, processus de démarche de soins, répertoires de diagnostics infirmiers et modèles de relation infirmière-client. L'étudiante infirmière peut donc intégrer les attitudes de la relation d'aide en même temps qu'elle apprend à maîtriser la démarche de soins. Et les phases de la relation infirmière-client la guideront dans le choix de ses objectifs et de ses interventions.

Plusieurs auteurs d'orientation humaniste ont décrit les attitudes essentielles à la relation d'aide. Ils ont profondément inspiré la pratique de la relation d'aide en soins infirmiers et le présent ouvrage s'y réfère constamment pour décrire les concepts présentés.

La figure 1 propose un parallèle entre les différentes étapes de la démarche de soins infirmiers, les attitudes et habiletés de base en relation d'aide et les phases de la relation infirmière-client.

FIGURE 1
La relation d'aide :
au centre de toutes les interventions infirmières

L'infirmière utilise simultanément plusieurs formes de connaissances et d'habiletés :

- elle utilise ses connaissances pour appliquer la démarche de soins infirmiers et prodiguer les soins planifiés ;

- elle met en pratique les attitudes et les habiletés spécifiques de la relation d'aide et les intègre à ses interventions infirmières ;

- elle s'engage dans une relation d'aide (informelle ou formelle) avec ses clients et leur famille en progressant selon les étapes de la relation infirmière-client.

DÉMARCHE DE SOINS INFIRMIERS	ATTITUDES ET HABILETÉS DE LA RELATION D'AIDE	LES PHASES DE LA RELATION INFIRMIÈRE-CLIENT
Collecte de données	Présence-Écoute	Préparation
Interprétation des données	Respect	Orientation
Planification des soins	Authenticité	Travail
Interventions	Empathie	Fin
Évaluation	Exploration-spécificité	
	Immédiateté	
	Confrontation	

Cet ouvrage vise essentiellement à aider l'étudiante à :

– se familiariser avec les principes de base de l'approche humaniste en relation d'aide ;

– comprendre les concepts liés aux attitudes et aux habiletés de la relation d'aide ;

– intégrer ces attitudes et habiletés dans sa pratique, c'est-à-dire à chacune des étapes de la démarche de soins infirmiers et à toutes les phases de la relation infirmière-client lorsqu'elle est engagée dans une relation d'aide formelle.

Les quatre premiers chapitres exposent quelques principes de base de la communication, proposent une introduction à la relation d'aide en soins infirmiers et une description des phases de la relation d'aide formelle. Les chapitres suivants décrivent les attitudes essentielles et les habiletés de base en relation d'aide : présence et écoute, respect, authenticité, empathie et exploration (spécificité). Des habiletés plus poussées, l'immédiateté et la confrontation, sont ensuite développées.

Ce guide invite l'étudiante infirmière à entreprendre une démarche centrée sur la personne – la personne-client –, mais aussi à s'engager dans une démarche d'apprentissage et de croissance personnelle par le biais de ses expériences privilégiées en relation d'aide.

1. APPRENDRE AVEC PLAISIR

Nous possédons tous un bagage d'expériences en matière de communication interpersonnelle. Si les objectifs d'apprentissage demeurent les mêmes pour l'ensemble des étudiantes, le cheminement sera toutefois différent pour chacune. La perspective d'acquérir de nouvelles connaissances peut susciter tant de la crainte que de l'enthousiasme. Il est cependant possible de développer des habiletés de communication et de relation d'aide, surtout si l'on démontre des attitudes qui favorisent la réussite comme l'ouverture et l'acceptation.

S'ouvrir à soi-même

L'apprentissage d'habiletés de communication nécessite un regard sur soi-même, une observation de ses comportements habituels, une ouverture au changement ainsi qu'une volonté d'apprendre. Les vieilles habitudes sont généralement difficiles à modifier et un changement ne s'effectue pas sans rupture, sans deuil, sans regret. Il faut donc accepter de se regarder objectivement de manière à déterminer quelles attitudes il faudra consolider et quelles attitudes il faudra acquérir.

Découvrir plutôt que subir

Découvrir, c'est accepter de considérer les changements proposés, d'en entendre parler et d'en discuter. Selon Bellinger (1980), en abordant une nouvelle situation comme une *découverte*, cela atténue les craintes qu'on peut ressentir face à celle-ci. L'apprentissage est facilité quand on accepte d'envisager les choses autrement et les difficultés se trouvent alors atténuées par le plaisir d'apprendre quelque chose de neuf.

S'accepter soi-même

L'obstacle le plus important dans le domaine de la communication est le jugement : jugement des autres et jugement de soi-même. L'acceptation de soi favorise l'apprentissage. Il est plus important de progresser, d'avancer à petits pas mais avec constance, que de faire des sauts acrobatiques qui pourraient nous occasionner des déceptions.

Éviter l'impatience…

Développer des attitudes demande du temps, de la répétition, de l'entraînement et de la réflexion. Il ne faut pas s'en vouloir d'être momentanément incapable de franchir une étape… à condition de garder vivant le désir de progresser.

...et les prophéties de malheur !

«Je ne suis pas bonne» ou «je ne serai pas capable...» sont des prophéties qui ont tendance à se réaliser si on les laisse nous intimider. Il est préférable d'adopter une attitude plus positive et d'apprivoiser nos craintes peu à peu. Prendre de petits risques au début, oser essayer, nous permet de découvrir des capacités et des talents parfois insoupçonnés.

Fixer ses propres objectifs

L'apprentissage d'une nouvelle connaissance ou habileté passe habituellement par des étapes de *motivation* et d'*ouverture*, d'*acquisition* et d'*intégration* avant de franchir celles du *transfert* et de l'*enrichissement*. On a plus de chances de réussir si l'on se fixe soi-même des objectifs concrets et réalistes, de manière à franchir une à une ces étapes.

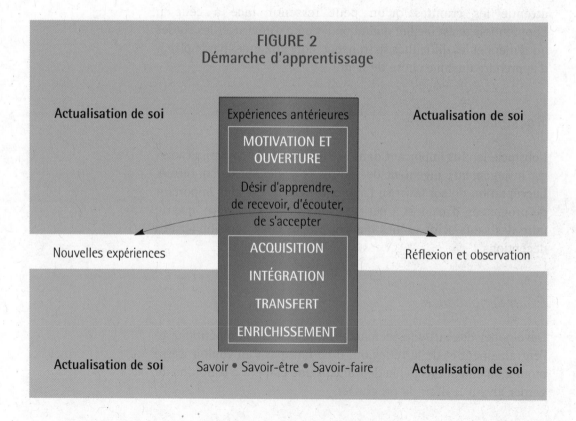

FIGURE 2
Démarche d'apprentissage

Actualisation de soi

Expériences antérieures

MOTIVATION ET
OUVERTURE

Désir d'apprendre,
de recevoir, d'écouter,
de s'accepter

Actualisation de soi

Nouvelles expériences

ACQUISITION

INTÉGRATION

TRANSFERT

ENRICHISSEMENT

Réflexion et observation

Actualisation de soi   Savoir • Savoir-être • Savoir-faire   Actualisation de soi

Évaluer soi-même ses progrès

Lorsque les objectifs ont été clairement définis, il est plus facile d'en vérifier l'atteinte. Il est aussi plus encourageant de faire le bilan des réussites plutôt que de mettre l'accent sur le chemin qui reste à parcourir.

La figure 2 illustre cette démarche où l'expérience et la réflexion font partie intégrante de chacune des étapes.

Bon apprentissage !

Chapitre 1

La communication

1. LA COMMUNICATION INTERPERSONNELLE

NOUS COMMUNIQUONS À TOUT INSTANT. IL Y A TOUJOURS UNE FORME de communication lorsque deux ou plusieurs personnes se rencontrent. Nous communiquons parfois sur un mode impersonnel pour échanger des biens, des services ou encore par civilité. Mais, dans notre milieu de travail ou avec nos parents et amis, nous communiquons pour exprimer nos besoins et nos opinions, pour partager nos expériences et nos émotions.

On ne peut pas ne pas communiquer.

PAUL WATZLAWICK

La communication interpersonnelle est essentielle puisqu'elle nous permet de survivre et de nous développer. Elle nous permet d'apprendre, de connaître et de nous faire connaître, de nous sentir en sécurité, d'aimer et d'être aimé. «Le concept de soi est appris, maintenu et changé à travers le processus de communication inter-personnelle» (Myers et Myers, 1984: 47). Nous communiquons pour entrer en relation avec notre entourage et, par le fait même, nous en apprenons sur nous-même.

La communication verbale et non verbale

Mots, gestes, silences, tout ce qui vient de nous communique quelque chose.

G. MYERS ET M.T. MYERS

Même lorsque nous souhaitons *ne pas* communiquer, nous le signi-fions d'une manière ou d'une autre. Si je lis silencieusement, je communique à mon entourage que je veux lire et ne pas être dérangée. Si, à l'heure du souper, tous les membres d'une famille regardent la télévision, il y a peu de chances qu'ils puissent entamer une conversation intéressante.

Nous communiquons par le geste, la posture, le regard, la mimique, le ton de la voix et la parole, bien sûr. Mais nous communiquons aussi par nos retards, nos absences ou notre empressement. Par des symboles aussi. Le langage est constitué de signes et de symboles. Il constitue un code qui nous permet de nous comprendre, à condition d'utiliser le même code que notre interlocuteur.

Prenons un exemple. Sophie a rendez-vous avec Jules. Ils doivent aller au cinéma. Voilà que Jules arrive une heure à l'avance, tout souriant, un bouquet de fleurs à la main. Il communique, par son empressement et son sourire, qu'il est heureux de sortir avec Sophie. Quant aux fleurs, elles sont indéniablement une marque de son affection ou de son amour pour Sophie.

Autre exemple. Vous voyagez aux États-Unis. Vous ne parlez pas l'anglais et vous devez demander un renseignement. Vous utilisez alors des gestes, une carte de la ville, peut-être un petit diction-naire pour faire comprendre votre demande. Vous montrez du doigt où vous voulez aller. Il y a de fortes possibilités qu'on vous comprenne.

Le dialogue, l'écriture, l'art sous toutes ses formes, sont autant de façons différentes pour communiquer avec nos semblables.

Les dimensions de la communication

La communication possède deux dimensions : ce que nous disons (le contenu) et comment nous le disons (la forme). Les mots expriment le contenu du message ; le langage corporel (gestes, intonation) apporte des informations sur la relation qui existe entre les partenaires.

L'attitude non verbale est plus révélatrice que le message verbal car nos réactions émotives sont, le plus souvent, exprimées à notre insu. Par exemple, si une amie me demande de lui prêter mes notes de cours, je peux répondre : «Oui, bien sûr ! » Il s'agit là du contenu. Mais l'intonation et les gestes qui accompagnent les mots lui indiqueront si je le fais de bon gré ou avec réticence. Si ma réponse est accompagnée d'un sourire ou d'un geste impatient, ma copine saura alors si je suis heureuse ou non de lui rendre ce service. Elle aura un indice de ce qui se passe à ce moment dans la relation.

• La congruence

Les spécialistes de la communication expliquent que le comportement non verbal vient renforcer le message verbal. On parle alors de *congruence*.

Imaginez une situation toute simple. Vous dites à une compagne : «Bonjour Gisèle, comment vas-tu ? » Elle répond : «Oh ! ça va comme ci comme ça. » Elle soupire, soulève les épaules et vous remarquez que son visage est plutôt triste. L'attitude non verbale de Gisèle appuie ce qu'elle dit. Ses gestes et son expression faciale ajoutent de l'intensité à ses paroles. Son message est cohérent ou, encore, congruent.

Posons la même question à Sophie. Elle répond, sur un ton colérique et très sec : «Ça va trrrrrès bien, merci ! » Elle s'éloigne d'un pas ferme sans même nous accorder un regard. Ses paroles disent une chose et son comportement en dit une autre. Cela est déconcertant pour l'interlocuteur puisque le message est ambigu (non congruent). Nous retenons alors le message non verbal et nous supposons que Sophie ne va pas bien du tout.

- Pouvons-nous progresser?

La communication est d'une importance capitale dans notre vie. Alors pourquoi éprouvons-nous tant de difficultés à nous comprendre et rencontrons-nous tant de problèmes liés à la communication au sein des couples, des familles, des relations de travail? Faudrait-il réapprendre à communiquer? Sans doute. Nous avons toutefois tendance à penser que les habiletés de communication sont innées. «La plupart des gens pensent que la communication est un don naturel, un talent qui se développe tout seul, sans entraînement, un peu comme le fait de respirer.» Pourtant, la plupart des gens communiquent «à un degré d'efficacité bien inférieur à leur potentiel» (Adler et Towne, 1991: 13).

Nous sommes peu conscientes de nos habitudes de communication. Nous prêtons peu d'attention aux phénomènes familiers et omniprésents de notre vie. Il ne s'agit pas de tout reprendre du début, mais il nous est certainement possible d'éviter quelques écueils et d'améliorer la qualité de nos communications ainsi que de nos relations interpersonnelles en réfléchissant à des aspects auxquels nous ne nous attardons pas habituellement.

Mettons toutes les chances de notre côté: observons nos comportements habituels et essayons de communiquer de manière plus efficace.

2. LA COMMUNICATION FONCTIONNELLE

Pour me connaître moi-même, j'ai besoin des autres. Les autres sont indispensables à ma propre existence comme à la connaissance de moi-même.

J.-P. SARTRE

La communication est partout, mais elle n'est malheureusement pas toujours efficace. Combien de fois nous sommes-nous dit: «Qu'est-ce qu'il veut dire?», «Pourquoi est-elle distante avec moi?», «Pourquoi m'a-t-elle regardée de cette façon?» Le malaise s'installe alors et la communication devient plus difficile. Elle est même parfois rompue, volontairement ou non.

Nous ne sommes pas toujours à l'aise d'exprimer nos sentiments intimes et nos besoins insatisfaits. La peur du ridicule, la crainte de perdre la confiance ou l'admiration de l'autre nous incitent parfois à nous taire ou à nous exprimer de façon ambiguë. Nous espérons être comprises à demi-mot, en laissant à l'autre le soin de décoder notre pensée à partir de bien faibles indices.

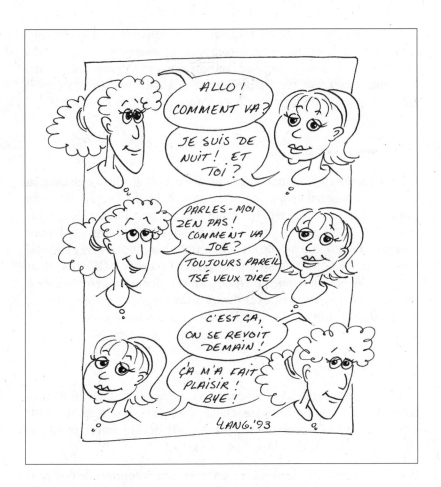

Les obstacles à la communication fonctionnelle

• Le manque de clarté

Prenons un scénario fréquent. Caroline est très déçue que Jean, son copain, ne l'aide pas avec les travaux ménagers.

Caroline	« Ah ! les hommes roses ! Ils ont beau parler, ils ne sont pas mieux que les autres. »
Jean	« Que veux-tu dire ? »
Caroline	« Tu sais bien ce que je veux dire. »

Si Caroline continue de cette façon, il est probable que la communication soit éventuellement rompue. Le *manque de clarté* du message est l'obstacle le plus courant dans nos communications. Caroline n'exprime pas clairement à Jean qu'elle aimerait qu'il l'aide à préparer les repas ou à s'occuper des travaux ménagers.

- ### Le manque d'écoute

Ginette raconte à son amie Luce une discussion qu'elle a eue avec sa mère. Luce observe ce qui se passe à la télé, vérifie l'heure plusieurs fois de suite, secoue la tête de temps à autre, puis lance: «Roger est encore en retard pour souper.» Luce indique – peut-être involontairement – à sa copine qu'elle est préoccupée par autre chose et qu'elle n'est pas vraiment disponible pour l'écouter. Ginette peut comprendre que sa compagne n'est tout simplement pas intéressée à ses confidences et s'en trouver déçue ou vexée. Dans cette situation, nous reconnaissons facilement le *manque d'écoute* de Luce.

- ### La généralisation

Nous avons tous une forte tendance à la généralisation. Qui d'entre nous n'a jamais dit quelque chose comme: «Les femmes sont exigeantes!», «Personne ne m'aime», «Il décide toujours tout», «Tout va mal», «C'est ainsi, c'est la vie!»?

Il y a certainement, derrière ces phrases, une intention de communiquer quelque chose. Mais quoi? Peut-être les messages sont-ils en fait: «Ma femme est exigeante», «Sophie ne m'aime pas», ou «Paul, tu viens de décider à ma place».

Si les généralisations introduisent subtilement un sujet, elles peuvent aussi couper court à une conversation.

- ### La phrase incomplète

Certaines personnes peuvent émettre une idée… pour la laisser tomber presque aussitôt. Cela peut signifier qu'elles craignent d'aborder un sujet brûlant, ont peur de choquer ou de déplaire: «Il y a des chances que… oui, je pense que… enfin…», «J'aimerais que tu… et puis, laisse tomber…»

- Le mot dont le sens est inconnu ou ambigu

Parfois, on saisit partiellement le sens des mots qui sont employés, alors que leur sens véritable nous échappe. Par exemple, si l'on demande à quelqu'un : « De quelle classe êtes-vous ? », on peut ne pas bien comprendre la signification exacte du mot « classe » et se questionner à savoir s'il s'agit de « classe à l'école » ou de « classe sociale ».

Prenons maintenant l'exemple de l'expression « ça fait simple », fréquemment utilisée au Saguenay, mais inconnue dans d'autres régions. Cette expression veut-elle dire « cela est facile » ou « cela est un peu niais » ? D'autres personnes, comme les adolescents, utiliseront quant à elles un vocabulaire hermétique (« chill » ou « vedge ») que les non-initiés n'arrivent pas à déchiffrer. Il est donc parfois nécessaire de clarifier le sens des mots employés par l'un ou l'autre des interlocuteurs.

- L'influence de nos perceptions, de nos valeurs et de nos émotions

Nous sommes tous portées à interpréter les messages en fonction de nos propres perceptions et valeurs, même si nos interlocuteurs ne pensent pas nécessairement la même chose que nous.

Notre façon de percevoir les choses influence notre compréhension de ce que disent les autres. Si je dis en soupirant : « Ah ! quel hiver… », vous pouvez comprendre que je trouve l'hiver long et ennuyeux si vous-même n'appréciez pas cette saison. Mais je voulais peut-être plutôt souligner combien j'aime ses journées ensoleillées ou que j'adore skier. Nos valeurs modifient également notre compréhension des messages. Si une compagne me dit : « Je pars en voyage en auto-stop » et que je pense que c'est un comportement très imprudent, je porterai un jugement négatif sur sa décision et notre conversation n'ira sans doute pas plus loin. Et si je vis un chagrin d'amour, je serai vraisemblablement peu encline à partager les sentiments d'une amie qui nage en plein bonheur.

La communication est fonctionnelle lorsqu'elle nous permet d'échanger avec nos semblables de façon raisonnablement claire.

Virginia Satir

Le processus de communication interpersonnelle

«Le message est toujours imparfait… et aucun de nous ne communique parfaitement ou de manière totalement intelligible» (Satir, 2003 : 101). Mais la communication peut être plus fonctionnelle si nous respectons quelques principes simples.

La communication est dynamique et circulaire :

–   l'émetteur transmet un message qui est décodé par le récepteur ;

–   le récepteur retourne une information à l'émetteur sur ce qu'il a compris ;

–   l'émetteur, qui devient récepteur à son tour, décode le message reçu et retourne un nouveau message.

La figure 3 illustre ce processus de communication interpersonnelle.

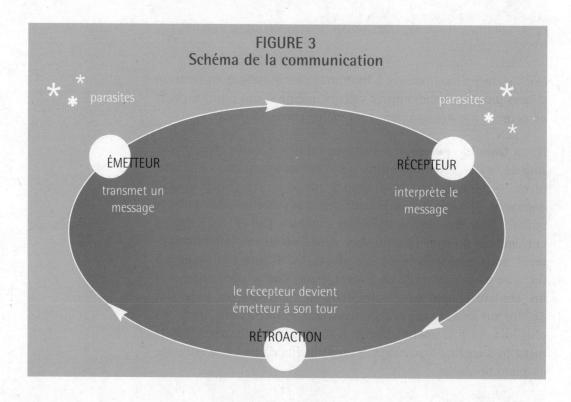

FIGURE 3
Schéma de la communication

parasites   parasites

ÉMETTEUR   RÉCEPTEUR
transmet un   interprète le
message   message

le récepteur devient
émetteur à son tour

RÉTROACTION

C'est ainsi que la communication se construit et s'enrichit par la succession d'informations, de clarifications et de signaux de compréhension. Le retour d'information est nécessaire pour que la communication soit réussie.

Il nous est tous arrivé, un jour ou l'autre, d'avoir l'impression de parler tout seul parce que notre interlocuteur ne daignait pas nous répondre. C'est tellement frustrant! S'il n'y a pas de récepteur, il n'y a pas de communication. Vous connaissez sans doute aussi l'expression «dialogue de sourds», qui décrit un dialogue qui, en réalité, est constitué de deux monologues.

Il nous arrive aussi, fort heureusement, de trouver un immense plaisir à communiquer, à partager nos expériences avec les autres: étudier avec une compagne la veille d'un examen, par exemple, discuter entre copains ou écouter les confidences d'une amie.

Nous verrons au chapitre 5, qui porte sur l'écoute, de quelle façon l'environnement, les bruits parasites et les dérangements de toutes sortes peuvent également faire obstacle à une bonne communication.

Les caractéristiques d'une communication fonctionnelle

Une personne qui communique de façon fonctionnelle:

- expose fermement son cas;

- clarifie et qualifie ce qu'elle dit;

- provoque une rétroaction;

- est réceptive à cette réaction (Satir, 2003: 101).

Voici un exemple d'une communication non fonctionnelle:

Louise «C'est dommage que tu n'aimes pas le cinéma, il y a un beau film cette semaine au campus!»

Carole «Comment ça, je n'aime pas le cinéma? J'aime les bons films, c'est tout!»

Louise	« Mais tu ne veux jamais venir avec moi ! »
Carole	« Ça fait un siècle que tu ne m'as pas parlé d'aller au cinéma. Tu loues toujours des vidéos. »

De toute évidence, il y a ici quelque chose qui cloche et le ton risque de monter. Louise croit connaître les goûts de son amie, puis elle généralise en disant « tu ne veux jamais ». De son côté, sa copine, qui est sur la défensive, généralise à son tour. Reprenons cet exemple en supposant que Louise soit une communicatrice plus fonctionnelle.

Louise	« Il y a un beau film qui joue au cinéma du campus cette semaine. J'ai lu une bonne critique. Viendrais-tu avec moi le voir ce soir ? »
Carole	« J'aimerais bien, mais je dois étudier. Allons-y demain, si tu veux. Enfin… si j'ai fini mon étude. »
Louise	« Dommage… et puis d'accord, nous en reparlerons demain. »

Cette fois, Louise a exposé fermement son intention, elle a dit clairement ce qu'elle attendait, ce qu'elle désirait : aller au cinéma avec Carole. Elle clarifie, c'est-à-dire qu'elle s'explique un peu : « c'est un beau film » et « y aller ce soir ». Une question claire entraîne une réponse claire. Puis, Louise s'est montrée ouverte à la réaction de Carole : « d'accord, nous en reparlerons demain ». Enfin, même si elle est déçue, Louise est réceptive, elle écoute la réponse de Carole.

Par ailleurs, un excès de clarification rendrait la communication indigeste. Les personnes habituées à vivre ensemble peuvent parfois se comprendre par un regard complice ou quelques mots clés. Mais elles doivent aussi reconnaître que, parfois, leurs échanges peuvent prêter à confusion et exiger davantage de clarté et de précision. Il ne reste qu'à savoir repérer ces situations et à ramener le sujet « sur la table » de manière à mieux se comprendre.

3. RÉFÉRENCES

ADLER, R.B. et N. TOWNE. 1991. *Communication et interactions*, Montréal, Éditions Études Vivantes.

MYERS, G. et M.T. MYERS. 1984. *Les bases de la communication interpersonnelle. Une approche théorique et pratique*, Montréal, McGraw-Hill Éditeur.

SATIR, V. 2003 [1995]. *Thérapie du couple et de la famille*, 8e éd., Paris, Desclée de Brouwer.

4. EXERCICES DE COMMUNICATION FONCTIONNELLE

EXERCICE 1

J'observe les comportements de communication dans mon entourage

Indique la fréquence des comportements observés à l'aide de la grille suivante :
1 – **toujours** ; 2 – **très souvent** ; 3 – **passablement** ; 4 – **rarement** ; ou 5 – **jamais**.

Autour de moi, les gens...	1	2	3	4	5
...font des messages clairs	☐	☐	☐	☐	☐
...s'écoutent les uns les autres	☐	☐	☐	☐	☐
...utilisent la généralisation	☐	☐	☐	☐	☐
...terminent leurs phrases	☐	☐	☐	☐	☐
...utilisent des mots portant à confusion	☐	☐	☐	☐	☐
...font des affirmations sous forme de jugements de valeurs	☐	☐	☐	☐	☐
...font des monologues à deux ou à plusieurs	☐	☐	☐	☐	☐
...communiquent par les gestes et les mimiques	☐	☐	☐	☐	☐

EXERCICE 2

J'observe mon propre comportement de communication

Coche la case qui correspond le mieux à la fréquence du comportement décrit ou de la situation suggérée. Réponds sincèrement et le plus spontanément possible à l'aide de la grille suivante : 1 – toujours ; 2 – souvent ; ou 3 – rarement.

	1	2	3
Les autres remarquent facilement si je suis joyeuse ou mécontente.	☐	☐	☐
Je trouve difficilement les mots justes pour exprimer ma pensée.	☐	☐	☐
J'écoute jusqu'à la fin ce que les autres disent.	☐	☐	☐
J'utilise des généralisations comme : « Ils sont tous pareils ! »	☐	☐	☐
Je termine mes phrases.	☐	☐	☐
J'utilise des mots que mon interlocuteur comprend.	☐	☐	☐
J'évite les jugements rapides.	☐	☐	☐
Je regarde la personne à qui je m'adresse.	☐	☐	☐
Je tiens mon bout quand je discute avec quelqu'un.	☐	☐	☐
Je tiens compte de la réaction de mon interlocuteur quand je fais une demande ou que je discute.	☐	☐	☐
Il m'arrive de penser que les autres me comprennent à demi-mot et de dire : « Tu sais ce que je veux dire… »	☐	☐	☐
Je parle de mes sentiments ou de mes états d'âme.	☐	☐	☐
Je trouve difficile de discuter avec des personnes qui ne sont pas de mon avis.	☐	☐	☐
Il m'arrive d'être dans la lune quand une personne me parle.	☐	☐	☐
J'ai tendance à parler plus que mon interlocuteur.	☐	☐	☐
Lorsque je ne comprends pas une question ou ce que l'autre veut dire, je demande des précisions.	☐	☐	☐

Suite en page suivante ➡

EXERCICE 2

J'observe mon propre comportement de communication (suite)

Coche la case qui correspond le mieux à la fréquence du comportement décrit ou de la situation suggérée. Réponds sincèrement et le plus spontanément possible à l'aide de la grille suivante : 1 – toujours ; 2 – souvent ; ou 3 – rarement.

	1	2	3
Les autres semblent écouter lorsque je parle.	☐	☐	☐
Lorsqu'un problème survient avec une personne, je peux en discuter sans me mettre en colère.	☐	☐	☐
J'évite de dire des choses blessantes.	☐	☐	☐
Lorsque je me sens blessée par une personne, je discute de la situation avec elle.	☐	☐	☐

EXERCICE 3

Discussion

Échangez en groupe sur vos comportements de communication respectifs. Invite tes compagnes :

- à te dire si elles sont d'accord quand tu décris tes comportements ;

- à te faire part de ce qu'elles ont remarqué de ton comportement.

Par exemple : «Tu dis souvent "tsé j'veux dire..."» ou «J'ai remarqué que tu gesticules beaucoup».

N. B.   Il ne s'agit pas de poser des jugements ni de blâmer les autres, mais simplement de décrire les comportements. Dans l'exemple ci-dessus, nul ne peut dire si la compagne fait trop de gestes. Elle gesticule et ses gestes viennent sans doute appuyer ce qu'elle dit. Elle peut toutefois demander à ses compagnes si elles trouvent ces gestes dérangeants ou agaçants.

EXERCICE 4
Réflexions personnelles

Quels sont mes points forts ?

_____

_____

_____

Quelles sont les habitudes que j'aimerais changer ou les habiletés que j'aimerais développer ?

_____

_____

_____

EXERCICE 5
La clarté du message

Josette dit à Louis : «Je ne sais pas comment je vais me rendre à mon stage vendredi. »

Au fond, ce que désire Josette, c'est que Louis passe la prendre chez elle vendredi matin. Reformule la demande de Josette en respectant les qualités d'une communication fonctionnelle : exposer fermement son cas, clarifier ou qualifier le message, provoquer une réaction, être réceptive à cette réaction.

_____

_____

_____

_____

_____

_____

_____

EXERCICE 6

Communication en groupe

Coche les énoncés qui te décrivent le plus exactement.

Dans un petit groupe (moins de 6 à 8 personnes) :

☐   Je m'exprime avec aisance.

☐   Je parle peu.

☐   Je réponds si on m'interroge, sinon je ne parle pas.

☐   Je m'ennuie quand les autres parlent trop longtemps.

☐   J'écoute attentivement ce que les autres disent.

☐   Je suis le boute-en-train.

Dans un plus grand groupe

☐   Je suis une des premières personnes à m'offrir pour un jeu de rôles.

☐   Je pose facilement des questions en classe.

Complète ces énoncés.

Dans un petit groupe, je me sens :

_____

_____

_____

Dans un plus grand groupe, je me sens :

_____

_____

_____

Chapitre 2

La communication dans le cadre des soins infirmiers

1. LA COMMUNICATION FONCTIONNELLE EN SOINS INFIRMIERS

DANS NOTRE PROFESSION, NOUS SOMMES APPELÉES TRÈS SOUVENT À expliquer nos gestes et à faire des demandes précises à nos clients. Nous avons recours à la communication fonctionnelle dans nos échanges quotidiens avec eux pour recueillir des informations ou administrer les soins requis. Nos messages doivent être clairs, concis et précis.

> ## Les buts de la communication avec le client et ses proches
>
> • Communiquer de façon efficace et significative lors de l'entrevue et durant toute la démarche de soins.
>
> • Assister le bénéficiaire dans la satisfaction de ses besoins.
>
> • Donner au client les informations et les indications nécessaires.
>
> • Assurer des soins de qualité.
>
> • Favoriser l'émergence d'un climat de confiance.
>
> • S'exprimer clairement dans le cadre d'une relation aidante.

L'infirmière doit se rappeler que le client est généralement anxieux parce qu'il est placé devant l'inconnu. «Quel est cet examen?», «Est-ce douloureux?», «À quoi sert cet appareil?» C'est pourquoi il est nécessaire de dire au client:

— qui nous sommes:
«Je m'appelle Julie et je serai votre infirmière aujourd'hui.»

— ce que nous faisons:
«Je vais vous tourner sur le côté maintenant...» ou «Je viens vous donner une injection d'antibiotiques.»

— ce que nous attendons de lui:
«Placez votre bras sur mon épaule» ou «J'aimerais vous poser quelques questions. Seriez-vous disposé à y répondre?»

Une indication claire suscitera une réaction positive ou négative. Il s'agit d'être réceptive à cette rétroaction et d'utiliser notre jugement. Il sera parfois pertinent de poser directement la question: «Êtes-vous d'accord?» ou «Êtes-vous prêt maintenant?» À d'autres moments, il sera plus indiqué d'observer la réaction de la personne et de vérifier notre perception : « Vous ne semblez pas apprécier les injections, est-ce que je me trompe ? »

La communication infirmière-client dépasse toutefois le simple échange d'informations et de consignes. L'infirmière doit s'exprimer clairement et doit aussi s'assurer de bien comprendre les demandes et les messages exprimés par les clients.

2. LA RÉCEPTIVITÉ ET LE PARTAGE

Pour être fonctionnelle, une communication doit comprendre des attitudes de réceptivité et de partage.

Margot Phaneuf

En soins infirmiers, les attitudes de *réceptivité* permettent au client de se sentir écouté et de percevoir l'intérêt que l'infirmière lui porte. Cette ouverture se manifeste par un ensemble de signes révélateurs de notre intention d'accueillir l'autre, de lui prêter attention, et se perçoit par les échanges verbaux, mais surtout par le langage non verbal de l'infirmière : contact visuel, expressions du visage et du regard, ton de la voix, gestes et langage corporel.

Les attitudes dites de *partage* se rapportent à la mise en commun d'informations ou d'expériences vécues par le client. Elles démontrent notre participation active à l'échange : non seulement l'infirmière est à l'écoute de l'expérience de l'autre, mais elle enrichit le dialogue par des interventions judicieuses.

Par exemple, la plupart d'entre nous utilisons probablement intuitivement l'accentuation ou les signes d'encouragement pour inciter une personne à élaborer. L'infirmière devra toutefois apprendre à utiliser des techniques plus avancées, comme le reflet et la reformulation, afin d'accroître sa compétence et de développer sa capacité d'écoute et de compréhension.

Nous verrons ces attitudes et habiletés plus en détail au chapitre 5, qui est consacré à l'écoute.

3. LES PARTICULARITÉS DE LA COMMUNICATION EN SOINS INFIRMIERS

L'infirmière rencontre, plus souvent que toute autre personne, des situations où la communication est limitée ou difficile en raison d'un grand nombre de facteurs physiques, psychologiques ou socioculturels.

L'âge, par exemple, est un facteur de tout premier ordre : on n'aborde pas un enfant de cinq ans comme on s'adresse à un adolescent. Et, malheureusement, trop d'intervenants s'adressent aux aînés comme si ces derniers n'étaient plus des adultes capables de communiquer normalement.

La communication peut également être perturbée par des obstacles liés au sexe, au degré de scolarité ou à l'appartenance à une classe sociale particulière.

Les limites d'ordre physique

En présence d'un client atteint d'un problème de surdité ou de cécité, le personnel infirmier doit faire preuve de créativité pour compenser ces difficultés et s'assurer d'une compréhension mutuelle satisfaisante. Les *malentendants* se réfèrent constamment à l'expression non verbale ; il faut donc se placer face à eux lorsqu'on leur adresse la parole. Les personnes aveugles ou semi-voyantes se fient quant à elles davantage au ton de la voix et au toucher pour communiquer avec leur entourage. Il faut laisser du temps aux personnes *aphasiques* pour qu'elles puissent exprimer leurs besoins ; l'écriture est parfois le seul moyen dont elles disposent.

Les limites d'ordre psychologique

De fortes réactions émotives peuvent perturber la capacité de communication pour une période de temps plus ou moins prolongée. Certaines personnes se lient difficilement aux autres et expriment leurs sentiments avec réticence. Quant aux clients qui présentent des problèmes de santé mentale, la communication constitue souvent pour eux un défi et il n'est pas toujours facile pour l'infirmière d'établir une relation infirmière-client.

Les limites d'ordre socioculturel

L'infirmière est appelée à soigner des personnes d'origines ethniques diverses dont les coutumes ne lui sont pas familières. Ces différences culturelles ont un impact important sur ses relations avec les clients et leur famille. Les conflits de valeurs sont fréquents dans notre profession et nous verrons au chapitre 6, qui traite du respect, comment nous pouvons respecter les croyances d'autrui sans pour autant abdiquer les nôtres.

Lorsque le niveau de langage et les expressions propres à une communauté constituent des obstacles à la communication, on peut recourir à des interprètes pour en arriver à un minimum de compréhension.

4. LES CHAMPS ET LES FORMES DE COMMUNICATION DE L'INFIRMIÈRE

Comme professionnelle, l'infirmière est en relation étroite avec les clients et leur famille ainsi qu'avec les membres d'une équipe interdisciplinaire.

Les clients et leur famille

L'infirmière s'entretient avec le client et sa famille de diverses façons. La *communication fonctionnelle* est évidemment partie intégrante de chacune de ces formes de communication. Il s'agit de :

-     l'entretien de collecte de données ;
-     l'entretien de relation d'aide informelle ;
-     l'entretien de relation d'aide formelle ;
-     l'entretien d'information et d'enseignement.

L'entretien pédagogique est utilisé lorsque l'infirmière découvre un besoin d'apprentissage chez son client. Leur communication prend alors la forme d'un enseignement. Les techniques spécifiques qui se rattachent à cette forme particulière de communication font l'objet d'ouvrages spécialisés dans ce domaine et ne seront donc pas traitées ici.

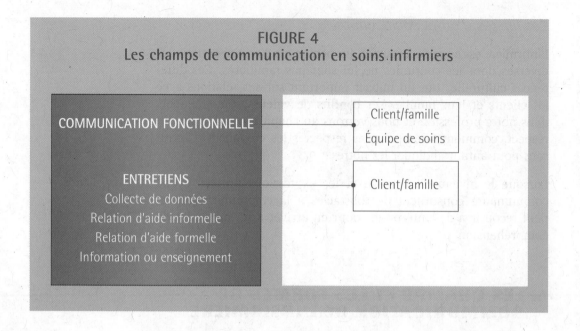

FIGURE 4
Les champs de communication en soins infirmiers

COMMUNICATION FONCTIONNELLE → Client/famille
Équipe de soins

ENTRETIENS → Client/famille
Collecte de données
Relation d'aide informelle
Relation d'aide formelle
Information ou enseignement

L'équipe de soins

La communication fonctionnelle revêt également toute son importance au sein d'une équipe de soins infirmiers et d'une équipe interdisciplinaire. Pour être une communicatrice efficace, l'infirmière devra faire preuve d'ouverture, de respect, d'authenticité et devra développer sa capacité d'affirmation de soi. L'écoute empathique lui permettra d'entretenir des rapports de qualité avec ses collègues de travail.

5. L'OBSERVATION

Avant d'aborder les formes d'entretiens, soulignons la place importante qu'occupe l'observation dans les différentes tâches de l'infirmière.

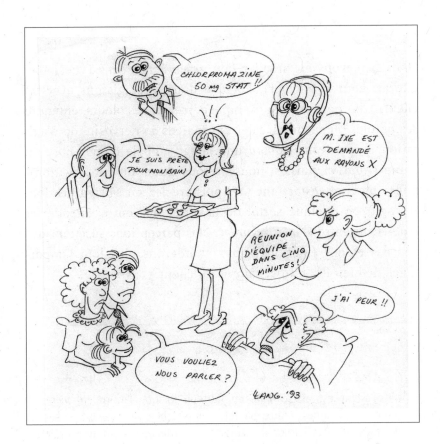

«L'observation est l'action de considérer une personne et ce qui l'entoure avec une attention soutenue» (Phaneuf, 2002: 146). L'observation se doit d'être objective – donc vérifiable par une ou plusieurs autres personnes – et elle requiert un effort de concentration.

> *L'observation et l'écoute sont complémentaires. Elle précède et accompagne les attitudes de réceptivité et de partage, qui sont modulées selon ce qui est exprimé. C'est l'observation des expressions faciales, de la voix, du regard, des gestes, de la posture, des mots utilisés, des tournures de phrases, de ce que révèle ou cherche à cacher le malade qui renseigne l'infirmière sur ce qu'il vit, ressent ou désire. (Phaneuf, 2002: 146)*

La perception et l'observation

Nous percevons en premier lieu grâce à nos sens (vue, ouïe, odorat, goûter, toucher). Lorsque nous interagissons avec un client, nous pouvons par exemple percevoir ses pleurs, entendre ses paroles ou encore déceler des indices de nervosité ou d'agitation. Nous avons *d'abord* une image globale d'une chose ou d'une situation puis, si nous prêtons attention (observation), nous obtenons *ensuite* une idée plus précise sur sa signification. Il s'agit, en quelque sorte, de la différence entre *entendre* et *écouter* ou entre *voir* et *regarder*. Nos perceptions suscitent des pensées et des émotions ; nous aborderons plus loin l'importance de bien les vérifier auprès du client.

Exemple

Mme Lafleur est assise dans un fauteuil lorsque l'infirmière vient prendre ses signes vitaux. Sa tête est penchée vers l'avant et ses mains sont croisées sur ses cuisses. L'infirmière ressent une drôle d'impression : cette cliente n'a pas l'air bien ; elle semble affaissée et il est seulement neuf heures. « A-t-elle eu un malaise ? » se demande Julie, qui a soudainement un peu peur.

Les perceptions éparses et l'impression vague de Julie lui donnent une vue d'ensemble. Son cœur bat plus vite à cause de l'émotion occasionnée par ses pensées.

Elle touche la patiente à l'épaule et dit : « Madame Lafleur ? »

La cliente sursaute puis répond : « Ah ! c'est vous. Pardonnez-moi, je somnolais je pense... j'ai bien mal dormi cette nuit. »

Julie sourit, amusée. « Vous m'avez fait peur... je suis venue prendre vos signes vitaux... » Elle touche le front de la dame, puis enchaîne : « Votre front est chaud. Je vais prendre votre température. » **(observations délibérées)**

---

6. L'ENTRETIEN DE COLLECTE DE DONNÉES

Pour assurer le bon déroulement d'un entretien, l'infirmière doit observer un certain nombre de règles simples, dont se fixer des objectifs précis et respecter les étapes ou phases du type d'entretien approprié à la situation. Avant tout, l'infirmière doit tenir compte des limites physiques, psychologiques et socioculturelles dont il a été question précédemment. L'état physique du client est un des éléments les plus importants à considérer. Le client est-il en mesure de collaborer à un entretien ? Dans certains cas, l'infirmière devra recueillir ou compléter la collecte de données auprès d'un membre de la famille ou d'une personne significative.

Les buts

Un entretien structuré est souvent effectué à partir d'une grille ou d'un instrument spécifique préparatoire à la planification des soins. Les objectifs sont précis et déterminés à l'avance : recueillir les données qui permettront au personnel soignant de répondre aux besoins spécifiques du client et de sa famille et de travailler en collaboration avec eux.

Les étapes

• La préparation ou la planification de l'entretien

L'infirmière prépare sa rencontre :

– en prenant connaissance des données inscrites au dossier du client ainsi qu'en s'informant auprès de la famille, de l'équipe soignante et de toutes les sources de renseignements disponibles ;

– en se fixant un ou des objectifs qui tiennent compte de l'état de santé du client et du traitement envisagé (urgence de la situation, soins à court terme ou à long terme) ;

– en prévoyant un lieu de rencontre et en planifiant suffisamment de temps pour favoriser un entretien fructueux.

• L'orientation de l'entretien

Dès le début de la rencontre, l'infirmière :

– se présente et explique le but de l'entretien ;

– sollicite la collaboration du client ;

– s'entend avec le client (si possible) quant à la durée et au déroulement de l'entretien.

• Le déroulement de l'entretien

Pendant le déroulement de l'entretien, l'infirmière recueille les données pertinentes tout en étant attentive aux points suivants :

– observer les signes de besoins insatisfaits ;

– favoriser l'expression du point de vue du client (ou de sa famille) ;

– cerner la préoccupation principale ;

– refléter les sentiments exprimés ;

– déterminer les besoins d'apprentissage ;

– encourager le client à formuler des objectifs en fonction de ses besoins et de ses attentes.

• La conclusion de l'entretien

Enfin, l'infirmière :

– répond aux questions du client et de ses proches, s'il y a lieu ;

– évalue l'entretien avec le client (vérifie l'atteinte du but poursuivi) ;

– met fin à l'entretien ;

– planifie des rencontres subséquentes dans le but de poursuivre la démarche ou prévoit des entretiens d'aide, s'il y a lieu.

Les habiletés requises pour ce type d'entretien

Le respect et l'authenticité, deux attitudes à la base de toute relation infirmière-client, seront déterminants pour établir la confiance et obtenir la collaboration de la personne soignée. Les premiers contacts nécessitent surtout de la présence et de l'écoute empathique tandis que les habiletés d'exploration sont particulièrement indiquées dans un entretien de collecte de données. L'infirmière aura le loisir d'utiliser d'autres interventions selon les besoins exprimés par le client et sa famille.

7. RÉFÉRENCE

PHANEUF. M. 2002. *Communication, entretien, relation d'aide et validation*, Montréal, Chenelière/McGraw-Hill.

8. EXERCICES DE COMMUNICATION EN SOINS INFIRMIERS

EXERCICE 1

Les distractions

Une étudiante partage, pendant cinq minutes, une expérience vécue récemment. L'autre participante doit écouter distraitement, en faisant autre chose (prendre des notes, jouer avec son crayon, regarder l'heure ou se laisser distraire par ce qui se passe autour d'elle).

Une fois l'expérience terminée, l'étudiante partage ses réactions avec sa compagne, en lui disant comment elle s'est sentie.

Recommencez l'expérience en échangeant les rôles.

EXERCICE 2

La distance

Une étudiante joue le rôle d'une cliente et prend place dans un lit d'hôpital. Une autre étudiante qui joue le rôle de l'infirmière se place au pied du lit ou s'assoit dans un fauteuil assez éloigné de la cliente. Elle engage un entretien de collecte de données ou de relation d'aide pendant quelques minutes.

Une fois l'expérience terminée, la cliente partage ses réactions avec l'étudiante infirmière. Quelle mise en scène aurait favorisé un meilleur contact entre les partenaires? Par exemple, quelles auraient été la position et la distance idéales?

Recommencez l'expérience en échangeant les rôles et en essayant une mise en scène plus adaptée à l'entretien de collecte de données.

EXERCICE 3

L'évaluation d'un dialogue infirmière-client

Mme Dion a soixante-cinq ans. Elle est hospitalisée à cause d'une pneumonie. Sa vision est fortement altérée par une dégénérescence maculaire. Elle est dyspnéique et a une toux grasse. Elle est assise dans son fauteuil. Carmen, l'infirmière qui en prend soin depuis deux jours, vient la voir pour un entretien de collecte de données.

Carmen « Je vois que vous vous êtes levée ce matin (**intervention 1**). Je viens pour la collecte de données (**intervention 2**). »

Mme Dion « Une collecte de... qu'est-ce que c'est ? Je ne vous vois pas bien... placez-vous de l'autre côté s.v.p. »

Carmen « Oh ! Il s'agit seulement de quelques questions, ce ne sera pas long (**intervention 3**). Dormez-vous bien ? (**intervention 4**) »

Mme Dion « D'habitude, oui. Mais pas cette nuit ; j'ai toussé beaucoup. »

Carmen « Avez-vous de l'appétit ? (**intervention 5**) »

Mme Dion « C'est la même chose : pas ces jours-ci. »

S'ensuivent d'autres questions du même ordre.

Mme Dion « Est-ce que c'est bientôt fini ? Je suis très fatiguée. (*Elle pleure.*) Quand vais-je voir le docteur ? »

Carmen « Vous êtes fatiguée ? (**intervention 6**) »

Mme Dion « Hum... (*elle tousse*). »

Carmen « Je vois que vous respirez difficilement. Je vais prendre vos signes vitaux maintenant (**intervention 7**). Je vais voir ce que je peux faire ; je reviendrai plus tard (**intervention 8**). »

Pour chaque intervention, indique si elle semblait pertinente ou non pertinente, et pourquoi.

Intervention 1

_____

_____

Suite en page suivante ➡

EXERCICE 3

L'évaluation d'un dialogue infirmière-client (suite)

Intervention 2

Intervention 3

Intervention 4

Intervention 5

Intervention 6

Intervention 7

Intervention 8

Que penses-tu de :

– la capacité de Carmen à établir un climat de confiance ?

– sa capacité à tenir compte des besoins d'informations de la cliente ?

Suite en page suivante ➡

EXERCICE 3
L'évaluation d'un dialogue infirmière-client (suite)

–   du déroulement de l'entretien ?

_____

_____

–   des facteurs à considérer ?

_____

_____

Peux-tu relever des observations de Carmen ?

_____

_____

_____

A-t-elle fait part à la cliente d'une perception ?

_____

La relation d'aide

1. LES BASES DE LA RELATION D'AIDE

UNE DAME ÂGÉE SE PRÉSENTAIT À L'URGENCE UNE OU DEUX FOIS PAR semaine. Elle s'éveillait au milieu de la nuit et, prise de panique, elle appelait l'ambulance. Ses symptômes étaient toujours les mêmes. «J'étouffe et j'ai les bras engourdis», disait-elle. Le médecin la retournait invariablement chez elle. «Vous n'avez rien, soyez sans crainte, vous avez un cœur de jeune fille.» Un jour, ou plutôt une nuit, elle répondit : «Et l'angoisse, docteur, ce n'est pas une maladie?»

La relation d'aide est le sine qua non *de l'efficacité des soins.*

EVELYN ADAM

Cette fois-là, on ne la retourna pas chez elle. Plutôt que de lui prescrire un anxiolytique, on la référa au CLSC et une infirmière lui rendit visite à domicile pendant quelques semaines. Elle vivait seule et était relativement autonome malgré ses quatre-vingts ans. «Je n'ai pas peur de mourir, avoua-t-elle un jour à l'infirmière, mais j'ai peur que ma sœur me trouve sans vie un beau matin. Je ne peux pas lui faire cela. Je préfère mourir à l'hôpital.»

L'infirmière et la vieille dame s'engagèrent dans une relation d'aide. L'infirmière aida cette cliente à explorer ses difficultés et à exprimer les sentiments qui y étaient reliés. Une fois la nature du problème bien établie, elles examinèrent ensemble différentes solutions et la dame accepta entre autres qu'une bénévole aille dormir chez elle pendant quelque temps. La vieille dame vécut encore quelques années et ne retourna plus à l'urgence pour faire traiter son «angoisse».

La relation d'aide, pourquoi ?

La relation d'aide a-t-elle sa place en soins infirmiers? D'autres professionnels ne sont-ils pas mieux préparés pour apporter cette forme d'aide? Les problèmes autres que physiques ne sont-ils pas l'affaire des «psys»? Certes, il existe un grand nombre de spécialistes en la matière et l'infirmière a le devoir de référer ses clients à des ressources externes lorsqu'elle juge qu'une situation dépasse sa compétence. Mais, dans la plupart des cas, la difficulté vécue par le client est liée à l'expérience de la maladie et cette situation requiert une intervention immédiate. Le bien-être psychologique des clients est tout aussi important que leur bien-être physique. La relation d'aide a une véritable valeur thérapeutique et doit être considérée comme un *soin* aussi essentiel que le soin physique.

On s'imagine, à tort, que seules les infirmières des unités de soins psychiatriques et gériatriques peuvent apporter une aide psychologique à leurs clients. Mais les besoins d'aide sont présents dans tous les champs de pratique de l'infirmière et les occasions d'aider des clients en difficulté sont multiples. Tous les professionnels de la santé, peu importe leur compétence spécifique, doivent pouvoir assister les personnes selon une vision globale, holistique de l'être humain – c'est-à-dire qu'il faut considérer la personne en entier et non seulement en partie. Pouvons-nous imaginer un instant une infirmière qui ne se préoccuperait pas de l'anxiété du malade qui doit subir une intervention chirurgicale ? Qui ne prendrait pas un peu de son temps pour écouter le désarroi d'une jeune mère qui vient d'apprendre que son nouveau-né a une malformation congénitale ?

Déjà, Florence Nightingale, fondatrice de la première école d'infirmières en Angleterre en 1851, constatait que l'influence des soignants sur leurs clients dépassait les seules limites des soins physiques. Linda Richards, pionnière en soins infirmiers psychiatriques aux États-Unis vers 1870, notait quant à elle que plusieurs patients amélioraient leurs conditions de vie lorsque les infirmières «dispensaient, en même temps que des soins physiques, des encouragements d'ordre psychologique» (Wilson et Kneisl, 1979 : 15). Plus tard, dans les années 1950, Hildegard Peplau proposait une science infirmière psychodynamique qui faisait ressortir l'importance de la relation infirmière-client. Selon Peplau, la situation d'aide est une expérience de croissance, tant pour l'infirmière que pour le client. Et les apprentissages effectués dépendent, pour une large part, de la qualité de la relation qui est établie.

Il ne s'agit pas ici de reléguer au second plan les soins physiques qui sont nécessaires, mais de considérer les actes infirmiers comme indissociables d'une forme de relation d'aide. La relation d'aide est indispensable et s'intègre aux soins infirmiers. Selon Adam, elle est «non pas comme un trait propre à notre profession, mais comme le *sine qua non* de l'efficacité des soins» (1983 : 39).

Les besoins d'aide se manifestent de différentes façons. Il est rare, mais cela arrive parfois, qu'un client dise clairement à l'infirmière : «J'aimerais vous parler parce que je suis inquiet.» La maladie physique est rarement vécue sans anxiété et c'est à l'infirmière de reconnaître ce genre de besoins. Les besoins d'aide les plus fréquemment rencontrés sont : l'anxiété, le deuil, le faible estime de soi, l'isolement social, la douleur, la difficulté d'élocution, etc.

Définitions et buts de la relation d'aide

Comme nous l'avons vu précédemment, la communication fonctionnelle est à la base de toutes les formes de communication. Il s'agit donc d'une compétence inhérente à la relation d'aide. Alors que les habiletés de communication visent habituellement une compréhension réciproque des messages émis, des besoins exprimés par chacun – le but principal étant de bien se comprendre –, la relation d'aide, elle, poursuit des buts différents.

Une relation d'aide est une *relation interpersonnelle* où les deux participants ont un objectif commun : aider l'une des deux personnes à utiliser ses ressources personnelles afin de mieux s'adapter à une situation difficile. L'infirmière établit une relation d'aide avec un client ou sa famille lorsqu'elle découvre une difficulté, lorsqu'elle perçoit une inquiétude, un inconfort psychologique ou de l'anxiété. Elle utilise ensuite ses connaissances et ses habiletés pour aider le client à y faire face.

L'infirmière doit donc développer des habiletés pour établir et maintenir une relation aidante avec ses clients et leur famille. Elle doit se familiariser avec une approche d'aide qui s'harmonise avec les modèles d'intervention préconisés en soins infirmiers. Un modèle centré sur la personne selon une approche humaniste est le plus approprié dans ce contexte.

Les principes d'une approche humaniste

Rogers, un psychologue et psychothérapeute humaniste qui a élaboré une approche centrée sur la personne, définit la relation d'aide comme

> une *situation* dans laquelle l'un des deux participants cherche à *favoriser* chez l'une ou l'autre partie, ou chez les deux, une *appréciation* plus grande des ressources latentes internes de l'individu, ainsi qu'une plus grande possibilité d'expression et un meilleur usage fonctionnel de ses ressources. (Rogers, 1972 : 29)

Pour Auger, l'objectif principal de la relation d'aide est de «favoriser chez l'un des participants l'épanouissement plus complet de sa liberté» (2005 : 15).

Les auteurs d'orientation humaniste proposent des définitions qui s'appuient sur les principes suivants :

Toute personne :

- est un être unique ;

- a une tendance naturelle à grandir et à se développer ;

- possède une liberté de choix et d'actions créatrices ;

- demeure, à l'intérieur de certaines limites, maître de son destin ;

- possède le potentiel nécessaire pour résoudre ses problèmes.

L'approche humaniste se prête particulièrement bien aux exigences de notre profession et les auteures en sciences infirmières qui se sont intéressées à la relation infirmière-client (Peplau, Zderad, Travelbee, Orlando, Rainville, Paul, Phaneuf, Chalifour, Lazure) s'appuient en majeure partie sur ses principes. Dans le contexte des soins infirmiers, la relation d'aide est considérée comme

> *un échange à la fois verbal et non verbal qui permet de créer un climat de confiance, de respect et d'amour dont le client a besoin pour satisfaire ses besoins fondamentaux, pour atteindre un meilleur contact avec sa réalité propre, ses émotions, ses conflits, ses valeurs, ses limites et ses aspirations. C'est une ressource complémentaire que l'aidante met à la portée du client pour qu'il puisse trouver une solution au problème qui le confronte. [...] Il peut s'agir de favoriser chez le client la progression vers l'autonomie, de l'amener à considérer l'existence de façon plus positive, de lui permettre de modifier son style de vie, de prendre une décision importante, de trouver un sens à sa vie ou encore de l'amener à accepter la phase terminale d'une maladie.* (Riopelle *et al.*, 1984 : 29)

Les objectifs de la relation d'aide doivent nécessairement s'ajuster à la situation et à la nature du problème.

En résumé, les buts de la relation d'aide en soins infirmiers sont :

- d'aider le client à effectuer des changements qui lui permettront de mieux s'adapter à sa maladie ;

- d'aider le client à faire face à la réalité ;

- d'aider le client à utiliser ses ressources personnelles ;

- d'aider le client à prendre des décisions le concernant ;

- d'aider le client à croître et à s'épanouir.

Les différentes formes de relation d'aide

La relation d'aide peut prendre différentes formes. Selon la situation, les besoins de la personne aidée et la fréquence des contacts avec un même client, la relation d'aide pourra être informelle ou formelle.

• La relation d'aide informelle

On parle de relation d'aide informelle lorsque le besoin d'aide se manifeste de manière inattendue, à l'improviste, c'est-à-dire dans une situation précise où le client exprime, de façon verbale ou non verbale, qu'il vit une expérience difficile. La demande d'aide est *spontanée*.

La relation d'aide informelle est fréquente en soins infirmiers. L'infirmière attentive et soucieuse du bien-être de ses clients y a recours régulièrement puisqu'il est tout de même assez rare qu'une personne réagisse à la maladie, aux traitements et aux examens en toute sérénité.

Par exemple, en refaisant le pansement d'une cliente, vous lui demandez si elle est souffrante et elle se met à pleurer. Vous tentez immédiatement de lui venir en aide. Vous l'écoutez attentivement alors qu'elle vous explique les raisons de sa tristesse : elle avoue être inquiète du pronostic de sa maladie et se sentir loin de sa famille. Vous utilisez alors les attitudes et habiletés propres à la relation d'aide formelle : respect, authenticité, exploration et empathie. Le fait que c'est la première fois que vous soignez cette personne et que vous la connaissez à peine importe peu : votre disponibilité et la confiance que vous lui inspirez permettront d'établir, même dans un court laps de temps, une relation d'aide fructueuse.

Vous rencontrerez beaucoup de situations où les clients manifesteront le désir d'obtenir une assistance immédiate. Voici quelques exemples de situations qui peuvent donner lieu à une relation d'aide informelle :

– un client est anxieux avant une intervention chirurgicale ;

– une personne âgée redoute son transfert dans un CHSLD ;

– une jeune femme vous confie ses inquiétudes concernant une relation sexuelle non protégée ;

– une femme attend les résultats d'une biopsie au sein et s'inquiète du résultat ;

– un jeune homme victime d'un accident de voiture s'inquiète de l'état de santé de sa copine qui l'accompagnait ;

– une personne âgée se sent seule parce que ses enfants habitent loin et ne peuvent venir la voir ;

– une jeune mère, qui connaît des difficultés à allaiter son bébé, craint de ne pas être « une bonne mère » ;

– un homme âgé est en colère contre le chirurgien qui a reporté son opération pour la troisième fois ;

– des parents sont anxieux face à la maladie de leur enfant ;

– un enfant a peur de voir partir ses parents et de rester seul à l'hôpital ;

– un couple vient d'apprendre que leur enfant est diabétique – ils ont besoin d'informations et d'enseignement, mais ils doivent aussi exprimer leurs appréhensions.

Exemple de relation d'aide informelle

Anne, enceinte de trois mois, se présente à l'urgence avec des saignements et des contractions douloureuses. Le médecin conclut qu'il s'agit d'un avortement spontané et lui annonce qu'elle a perdu son bébé et qu'elle devra subir un curetage.

Corinne, son infirmière, la prépare à subir l'intervention. Elle observe que la cliente est crispée et que ses yeux sont remplis de larmes. Elle a l'impression qu'Anne se retient de pleurer. Corinne pourrait très bien continuer ses activités de soins et rassurer simplement la cliente en lui disant : « Ne pleurez pas, tout va bien aller. » Corinne choisit plutôt de s'arrêter un moment, de regarder la cliente et d'établir une relation d'aide.

Corinne   « Vous semblez tendue et sur le point de pleurer... Est-ce à cause de la douleur causée par les contractions ? Y a-t-il autre chose ? »

Anne   « Non, les douleurs sont tolérables. Non, c'est... (elle pleure) ...c'est le bébé. »

Corinne   « Oui, le bébé... » (accentuation)

Anne   « Je ne m'attendais vraiment pas à perdre mon bébé. Tout s'est passé si vite. J'ai eu une échographie la semaine dernière et tout semblait normal. » Elle pleure de nouveau.

Corinne   « Tout a chaviré... vous avez beaucoup de peine... » (reformulation)

Anne continue de pleurer en silence. Corinne respecte son silence et ses pleurs. Anne est déjà plus calme. Elle enchaîne :

Anne   « C'est tellement dur... Stéphane sera tellement déçu lui aussi. »

On appelle Anne à la salle d'opération.

Suite en page suivante ➡

> **Corinne**   «Il va falloir y aller maintenant.» Elle touche sa main. «Nous pourrons reparler de tout cela à votre retour, lorsque vous serez éveillée.» (ouverture)
>
> **Anne**   «Oui, merci. Ça va aller.»
>
> Corinne a permis à la cliente de se libérer d'une émotion intense, temporairement peut-être, mais son attitude d'écoute et sa compréhension empathique ont certainement aidé la cliente à affronter plus calmement l'intervention. L'infirmière ne lui a pas enlevé sa peine, mais elle l'a accompagnée et soutenue dans un moment difficile. Elle s'est aussi montrée disponible à l'aider ultérieurement.

- La relation d'aide formelle

La relation d'aide devient formelle lorsqu'elle s'échelonne sur plusieurs entrevues *planifiées* ou prévues. C'est-à-dire que les deux personnes en présence acceptent de s'engager dans une relation où le rôle de chacun est bien défini. C'est le cas par exemple d'une personne âgée angoissée et d'une infirmière qui lui rend régulièrement visite à domicile.

Le facteur temps est un allié en relation d'aide. Les infirmières de santé communautaire ont la possibilité de suivre les mêmes clients pendant plusieurs semaines, voire plusieurs mois, puisqu'elles les rencontrent dans leur milieu de vie (école, travail ou domicile). Elles peuvent donc planifier des rencontres selon les besoins du client et de sa famille. Ces conditions se retrouvent également dans les centres d'hébergement et de soins de longue durée (CHSLD), dans les centres d'accueil ou de réadaptation.

Voici quelques exemples de situations qui peuvent nécessiter une relation d'aide formelle :

-     Julie, quatorze ans, vient d'être hospitalisée à l'unité de soins pédiatriques à la suite d'une tentative de suicide. Les adolescents ne sont pas toujours très loquaces, mais Julie acceptera peut-être de se confier à une personne qui lui inspirera confiance pourvu qu'elle ne porte aucun jugement sur sa conduite.

– Abdul, quarante ans, est paraplégique à la suite d'un accident de la route. Il devra se soumettre à des traitements pendant plusieurs années et une récupération complète n'est pas assurée. Paul vit plusieurs pertes simultanément et aura sans doute besoin d'aide pour trouver un nouveau sens à sa vie.

– Jeanne vient d'apprendre qu'elle devra suivre des traitements de chimiothérapie. Le mot «cancer» suscite des émotions intenses puisqu'il évoque l'éventualité d'une mort prochaine. Il est parfois difficile, dans les premiers jours, d'aborder ce sujet avec les proches. L'infirmière peut servir de personne-ressource et permettre à Jeanne d'extérioriser ses émotions et de mobiliser ses ressources pour lutter contre la maladie.

– Lucie et Robert viennent d'accueillir leur premier enfant: il a une malformation congénitale importante. Ils sont en état de choc. Lucie se reproche des petits écarts de régime durant sa grossesse et Robert s'en prend aux infirmières et aux médecins. Ils vivent une situation de crise et une intervention rapide est nécessaire.

– Paul, soixante-dix ans, refuse de recevoir la visite de ses fils. Il leur reproche de l'avoir placé dans un centre pour personnes âgées. L'infirmière peut aider Paul et sa famille à s'adapter à cette nouvelle situation.

Il est impossible d'énumérer toutes les situations que l'infirmière est susceptible de rencontrer. Les occasions d'établir une relation d'aide sont innombrables et variées. Aussi, chaque situation est unique et doit être vécue comme une expérience unique.

Peu importe leur âge – qu'ils soient enfants, adolescents ou vieillards –, toutes les personnes peuvent bénéficier d'une relation aidante. Malheureusement, les personnes âgées sont souvent oubliées. Nous sous-estimons souvent leur potentiel d'actualisation.

TABLEAU 1
Différences entre relation d'aide informelle et relation d'aide formelle

RELATION D'AIDE INFORMELLE	RELATION D'AIDE FORMELLE
Caractéristiques	**Caractéristiques**
– La situation se présente à l'improviste et s'organise de façon spontanée ;	– Les entretiens sont prévus et planifiés et ont lieu à des moments déterminés par les deux participants ;
– L'aidé est ouvert à cette relation. Son acceptation est implicite ;	– L'aidé s'engage dans un processus d'exploration de ses difficultés et de recherche de mieux-être. Son acceptation est explicite.
– Les objectifs sont définis par les circonstances. Par exemple : aider le client à exprimer ses émotions, à réduire son anxiété ou à reprendre confiance ;	**Objectifs**
– Les objectifs sont le plus souvent à court terme et les changements visés sont axés sur la situation immédiate.	– Les objectifs sont établis en collaboration avec le client en fonction des problèmes et des besoins décelés ;
Attitudes et habiletés de l'infirmière	– Les objectifs visent des changements à plus long terme. Par exemple : aider le client à traverser les étapes du processus de deuil, à améliorer son estime de soi ou ses relations interpersonnelles.
– Aptitude à créer une relation de confiance ;	**Attitudes et habiletés de l'infirmière**
– Bonne perception des indices de besoins insatisfaits ou d'émotions exprimées par le langage verbal et non verbal ;	– Capacité d'établir, de maintenir et de mener à terme une relation d'aide ;
– Capacité d'écoute, de respect, d'empathie et d'exploration (s'il y a lieu).	– Aptitude à créer un climat de confiance et de collaboration ;
Phases de la relation	– Capacité de manifester des attitudes de respect, d'authenticité et d'empathie et d'appliquer ses habiletés aidantes : écoute, empathie, spécificité, immédiateté et confrontation.
– Entrée en matière : l'infirmière perçoit un besoin et manifeste son ouverture (question ouverte, vérification de perception, reflet simple, reformulation).	**Phases de la relation**
– Déroulement de l'entretien : elle met en application ses habiletés aidantes.	– Compréhension et respect des phases de la relation d'aide formelle : préparation, orientation, exploitation, fin de la relation.
– Conclusion : elle met fin à l'entretien et offre sa disponibilité à poursuivre la relation, si indiqué.	

Inspiré de Phaneuf, 2002, p. 291-293.

Leur longue expérience de la vie les a pourtant rendues capables de s'adapter aux situations les plus difficiles avec une sagesse et une sérénité parfois déconcertantes. Une dame de quatre-vingts ans, pensionnaire d'un centre d'hébergement et apparemment délaissée par ses enfants, avouait d'ailleurs : «J'apprends à me détacher… parce que je sais que la mort est proche et que je n'emporterai rien en partant.»

Les infirmières sont également appelées à accompagner des personnes en phase terminale d'une maladie, en milieu hospitalier ou à leur domicile. Les infirmières jouent un rôle indispensable auprès des sidéens : elles soignent, mais surtout elles écoutent, elles appuient les patients, elles leur apportent la chaleur et le courage dont ils ont besoin. Alors que les médecins voient un malade pendant seulement quelques minutes, les infirmières sont continuellement présentes au chevet des patients.

• Les contraintes du milieu

Les infirmières n'ont malheureusement pas toujours les mêmes clients sous leurs soins plusieurs jours d'affilée. Cela serait pourtant souhaitable, tant pour le bénéficiaire que pour l'infirmière soignante. Dans plusieurs cas, les clients ne sont hospitalisés que quelques jours. De plus, même si l'infirmière le désire, sa charge de travail ne lui permet pas toujours de se lancer dans de longues entrevues avec les bénéficiaires. Avec la majorité de ses clients, l'infirmière a «des entretiens fréquents, mais de courte durée» (Chalifour, 2000 : 102).

Il est tout de même étonnant de constater que, dans des situations d'urgence, le contact entre deux personnes peut s'établir rapidement et constituer l'amorce d'une relation fructueuse. Un lien de confiance se crée parfois en quelques instants puisque c'est la *qualité* – et non pas la quantité – de la présence qui importe.

Être avec le client signifie aussi *faire* avec le client, expliquent Paterson et Zderad (1988). Les questions d'horaires et de temps ne devraient pas constituer des obstacles à une relation authentique. Une interaction de courte durée peut être significative si la synergie être-faire est présente.

Un travail de collaboration

Être en relation d'aide suppose un engagement personnel de la part de l'infirmière, mais aussi de la part du client. Son accord (implicite ou explicite), son désir de recevoir cette forme d'assistance doivent être manifestes. Rogers (1972) y voit une condition à l'établissement d'une relation d'aide fructueuse. Ce désir «inquiet et ambivalent» peut s'exprimer par le simple fait que le client accepte de parler de ses problèmes personnels avec une personne aidante. S'il est d'accord pour répéter l'expérience, c'est qu'il accepte d'examiner les aspects de sa vie qui font obstacle à son bien-être et à son épanouissement.

Pour sa part, Egan (2005) souligne l'importance de la responsabilité du client. Il considère la relation d'aide comme un *travail de collaboration*. La personne aidante a le devoir d'être compétente et digne de confiance; de son côté, la personne aidée accepte de collaborer de son mieux, en explorant ses difficultés, en cherchant à nommer ses sentiments et en faisant les efforts nécessaires pour atteindre l'objectif qu'elle s'est elle-même fixé. On peut qualifier d'*alliance thérapeutique* cette collaboration active entre l'aidant et l'aidé.

Certains clients expriment clairement le désir d'être aidés lorsqu'ils n'arrivent pas à résoudre eux-mêmes un problème. D'autres manifestent leur besoin d'aide plus indirectement, par des remarques plutôt vagues comme: «Je me sens bien seul…» ou «Je ne sais plus où j'en suis… Que feriez-vous à ma place?» Certaines personnes suicidaires lancent souvent de tels appels à l'aide; c'est pourquoi il est important de demeurer à l'écoute.

Il arrive aussi qu'un client refuse l'aide qu'on lui offre. Il le manifeste parfois directement et sans ambiguïté. Dans ce cas, on ne lui force pas la main et on évite de vivre ce refus comme un échec personnel. À moins de constituer un danger pour lui-même ou pour son entourage (auquel cas toutes les mesures seront prises pour assurer sa sécurité), la liberté de l'individu doit être respectée.

La relation d'aide comporte des responsabilités. L'infirmière doit avoir développé et intégré des attitudes d'ouverture à l'autre et des habiletés précises avant de s'y engager. Certaines situations sont exigeantes sur le plan émotif. La relation d'aide est une pratique parfois difficile et épuisante et il «faut pouvoir vivre cette relation de manière équilibrée» (Phaneuf, 2002: 385). Nous devons prendre conscience de nos limites «physiques et émotives» et surtout prendre les moyens pour nous ressourcer.

Par contre, le sentiment d'avoir participé à l'apaisement d'une souffrance morale ou d'avoir guidé une personne dans son cheminement personnel apporte très souvent un sentiment de satisfaction.

L'utilisation thérapeutique de soi

Les techniques de communication et de relation d'aide ne suffisent pas toujours à garantir la qualité de la relation aidante. Pour assister le client dans son cheminement, l'infirmière a davantage recours à sa propre personnalité ainsi qu'à ses ressources personnelles conjuguées aux habiletés qu'elle aura développées. La relation d'aide fait appel à l'utilisation thérapeutique de soi. «La croissance personnelle de l'infirmière se trouve intimement liée à la démarche thérapeutique qu'elle initie avec le patient» (Rainville, 1984: 23). C'est ainsi que durant tout le processus de relation d'aide l'infirmière devra rester en contact avec elle-même, avec ses émotions et ses besoins, tout en demeurant proche de ceux du client.

L'évaluation comme outil de croissance personnelle et professionnelle

L'infirmière devra accepter de s'interroger, de se remettre en question si nécessaire et d'apprendre sur elle-même au contact de ses clients. Si la communication interpersonnelle nous permet de nous connaître et de nous développer, la relation d'aide est une occasion privilégiée de croissance personnelle et d'actualisation de soi.

Poser un regard critique sur la nature de nos relations professionnelles et sur le déroulement de nos interactions avec nos clients nous permet de prendre conscience non seulement de nos lacunes, mais aussi de nos forces. C'est ainsi que l'étudiante en soins infirmiers qui analyse ses interactions s'offre une occasion d'apprentissage d'une valeur inestimable. En s'attardant à ses perceptions, ses pensées et ses sentiments et en réfléchissant à la pertinence de ses interventions, l'étudiante affine ses compétences professionnelles en plus d'acquérir une meilleure connaissance de soi.

2. LES ATTITUDES ET LES HABILETÉS NÉCESSAIRES À LA RELATION D'AIDE

L'approche humaniste fait appel à des attitudes et à des habiletés spécifiques. Pour respecter les principes humanistes, la personne aidante doit développer des manières d'agir et d'intervenir qui tiendront compte de l'unicité et de la liberté de choix de la personne aidée.

Les principaux auteurs en relation d'aide établissent une distinction entre attitudes et habiletés aidantes.

Selon *Le Petit Robert*, une *attitude* est une disposition, un état d'esprit à l'égard de quelqu'un ou de quelque chose. L'attitude fait appel à nos croyances et à nos convictions et c'est à partir de ces convictions que nous agissons, que nous adoptons un ensemble de comportements. Par exemple, si l'on croit que toute personne a droit au respect de son intimité, on adoptera une *attitude* de respect en conséquence, c'est-à-dire qu'on tirera les rideaux lors d'un traitement, qu'on ne s'imposera pas si un client est en conversation intime avec un proche et qu'on se montrera discret si le patient nous confie un secret.

Les *habiletés* se rapportent quant à elles aux compétences, aux manières de faire. Ce sont des techniques d'intervention verbales utilisées par la personne aidante. On pourrait ainsi affirmer qu'une attitude est un *savoir-être* et qu'une habileté est un *savoir-faire*.

Les difficiles premiers pas

Les premiers contacts sont parfois difficiles à établir. Comment essayer de paraître calme quand on est nerveuse ou intimidée ? Il ne s'agit pas ici de faire semblant, mais de reconnaître que dans certaines situations nous sommes anxieuses et que nous pouvons

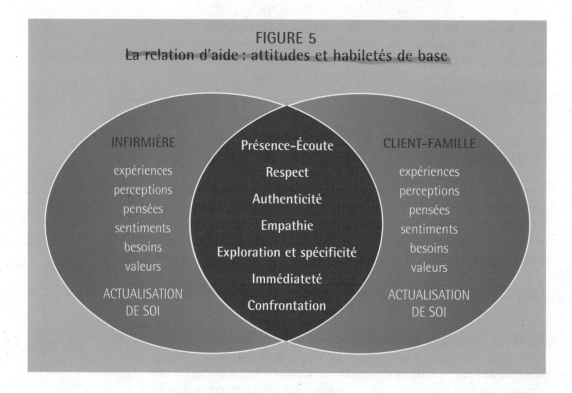

FIGURE 5
La relation d'aide : attitudes et habiletés de base

INFIRMIÈRE

expériences
perceptions
pensées
sentiments
besoins
valeurs

ACTUALISATION
DE SOI

Présence-Écoute
Respect
Authenticité
Empathie
Exploration et spécificité
Immédiateté
Confrontation

CLIENT-FAMILLE

expériences
perceptions
pensées
sentiments
besoins
valeurs

ACTUALISATION
DE SOI

communiquer cette insécurité au client. Les infirmières hésitent parfois à aborder un sujet, aussi laissent-elles échapper de bonnes occasions d'aider leurs clients.

Admettre notre inconfort, même intérieurement, nous aide à surmonter une crainte bien légitime. Travelbee (1978) nous propose d'établir nos pensées et sentiments de préférence avant la rencontre. Le fait de prendre conscience de notre anxiété contribue à la diminuer et nous aide à nous fixer des objectifs réalistes. Nous pouvons aussi exprimer au client ce que nous vivons, lui dire par exemple : «Je suis un peu mal à l'aise de vous poser cette question.» Ce sont là les composantes de l'authenticité, c'est-à-dire l'expérience, la conscience et la communication.

On peut aussi commencer par dire des choses simples, vérifier au besoin avec le client s'il est disposé à avoir cet entretien. Certaines étudiantes deviennent parfaitement à l'aise après s'être présentées au client: «Je m'appelle Marie et je suis étudiante infirmière» ou après avoir vérifié leur perception: «Vous me semblez inquiet... pouvez-vous me dire ce qui vous préoccupe?»

Fort heureusement, les clients apprécient la présence et la disponibilité des infirmières et il n'est pas rare de les voir confier leurs inquiétudes ou partager avec elles des problèmes très sérieux, même à de jeunes étudiantes.

3. RÉFÉRENCES

ADAM, E. 1983. *Être infirmière*, 2ᵉ éd., Montréal, Les éditions HRW ltée.

AUGER, L. 2005 [1972]. *Communication et épanouissement personnel*, Montréal, Les Éditions de l'Homme.

CHALIFOUR, J. 2000. *L'intervention thérapeutique. Vol. 2: Stratégies d'intervention*, Montréal, Gaëtan Morin éditeur.

EGAN, G.D. 2005 [1987]. *Communication dans la relation d'aide*, Montréal, Les éditions HRW ltée.

PATERSON, J.G. et L. ZDERAD. 1988. *Humanistic Nursing*, New York, National League of Nursing.

PHANEUF, M. 2002. *Communication, entretien, relation d'aide et validation*, Montréal, Chenelière/McGraw-Hill.

RAINVILLE, T. 1984. «Vers un nursing holiste», *L'infirmière canadienne*, vol. 3, nº 3, p. 23.

RIOPELLE, L., L. GRONDIN et M. PHANEUF. 1984. *Soins infirmiers. Un modèle centré sur les besoins de la personne*, Montréal, McGraw-Hill éditeur.

ROGERS, C. 1972. *Le développement de la personne*, Paris, Dunod.

TRAVELBEE, J. 1978. *Relation d'aide en nursing psychiatrique*, Montréal, Éditions du Renouveau Pédagogique.

WILSON, H.S. et C.R. KNEISL. 1979. *Soins infirmiers psychiatriques*, Montréal, Éditions du Renouveau Pédagogique.

Chapitre 4

Les phases
de la relation d'aide

TOUTE RELATION INTERPERSONNELLE SE DÉROULE SELON UN CERTAIN rythme et traverse certaines phases ou étapes. Nous faisons la connaissance d'une personne dans des circonstances particulières et nous poursuivons ou non cette relation, en lui accordant une signification plus ou moins importante selon nos besoins ou nos désirs. Par exemple, les conversations peu engageantes et plutôt superficielles font partie du bon voisinage alors qu'une relation amicale peut prendre une énorme importance dans notre vie.

L'essence de la relation, c'est que dans la rencontre les deux personnes sont changées.

ROLLO MAY

Certaines relations (familiales, amoureuses) durent toute la vie tandis que la majorité des rencontres que nous faisons aboutissent à des relations passagères, parfois bien éphémères.

Une des particularités de la relation d'aide formelle est qu'elle vise un but précis. Deux personnes choisissent de s'engager dans ce type particulier de relation qu'elles savent être limitée dans le temps ; il y a donc entente entre les parties. Malgré son caractère distinctif, la relation d'aide suit un parcours analogue à celui des relations interpersonnelles privées : elle a un début (les personnes font connaissance) ; un déploiement (les personnes impliquées resserrent les liens) ; et une fin, qui est déterminée par des contraintes extérieures ou par les participants eux-mêmes.

La plupart des spécialistes de la relation d'aide décrivent un certain nombre de phases, stades ou étapes qui caractérisent le modèle qu'ils privilégient. La personne qui accepte d'être aidée s'engage dans un processus de croissance et la personne aidante, de son côté, accepte de l'accompagner dans un cheminement parfois complexe. La personne-guide doit pouvoir se référer à une grille d'analyse, à une sorte de carte routière qui lui permettra de reconnaître les étapes de l'itinéraire qu'elles devront franchir.

L'infirmière qui intègre le processus de démarche de soins infirmiers dans sa pratique quotidienne dispose déjà d'un instrument de travail qui oriente ses interventions. Elle en connaît bien les étapes : elle révise régulièrement les données et les problèmes décelés, puis réajuste sa planification et évalue l'atteinte des objectifs.

Les phases de la démarche de soins et celles de la relation infirmière-client constituent toutefois deux processus distincts quoique complémentaires. Un modèle de résolution de problèmes met l'accent sur le but à atteindre et détermine les étapes à franchir ; il nous guide en nous indiquant quoi faire. Par ailleurs, ce qui se produit à l'intérieur de la relation fait appel au comment faire. Si le processus de démarche de soins sert de soutien à l'intervention, il est aussi soumis au rythme et aux exigences de la relation qui se développe selon une dynamique tout à fait unique. L'infirmière doit donc tenir compte de ces deux dimensions distinctes : le savoir-faire et le savoir-être.

Prenons un exemple. M. Williams se trouvait derrière le volant de sa voiture lorsqu'il est entré en collision avec un camion-citerne. Son épouse est morte sur le coup. Hospitalisé depuis quelques jours, il se rétablit relativement bien de ses blessures, mais pleure beaucoup et dit qu'il ne se pardonnera jamais d'avoir «tué sa femme». L'infirmière à son chevet pourrait ainsi poser le diagnostic infirmier suivant: chagrin et deuil en lien avec la perte d'un être cher. Elle déterminera ensuite que l'objectif du client est d'exprimer ses sentiments de perte et, possiblement, son sentiment de culpabilité à la suite du décès de son épouse. Afin de lui venir en aide, elle devra se poser quelques questions supplémentaires: «Comment vais-je m'y prendre? M. Williams est-il suffisamment à l'aise avec moi pour me confier ses sentiments?» La connaissance des phases de la relation lui permettra de mieux amorcer le processus d'aide.

Des auteures en sciences infirmières ont mis en évidence le caractère interpersonnel de la relation infirmière-client. Travelbee (1978) s'est intéressée particulièrement aux phases de la relation en tenant compte des spécificités des soins infirmiers. C'est ainsi qu'elle décrit la relation d'aide:

> *La relation d'aide est l'aboutissement d'une série d'interactions planifiées et conformes à des objectifs fixés entre l'infirmière et le malade [...]. Elle est, en outre, pour les deux participants, une expérience d'apprentissage grâce à laquelle ils développent une capacité accrue d'échanges interpersonnels [...] les pensées, les sentiments et les comportements de l'un affectent ceux de l'autre, et inversement: c'est un processus réciproque.* (Travelbee, 1978: 111)

Travelbee propose quatre phases de la relation d'aide dans un contexte de soins infirmiers:

–   la *préparation*;

–   l'*orientation* ou l'introduction;

–   l'*exploitation* ou le travail (que Travelbee préfère appeler connaissance mutuelle);

–   la *fin* ou la dernière étape de la relation.

Ces phases servent uniquement de points de repère. Elles ne sont pas indépendantes l'une de l'autre puisqu'elles peuvent s'entre-couper et se chevaucher. Elles nous permettent de nous situer et peuvent également orienter favorablement nos interventions.

1. LA PRÉPARATION

Paradoxalement, le client ne participe pas à cette étape. C'est l'infirmière qui a besoin de préparation. Pourquoi? Parce qu'elle pense, ressent et fait certaines choses immédiatement avant sa première rencontre avec le client. En effet, avant chaque rencontre, l'infirmière se représente le déroulement de l'entrevue : elle peut imaginer le client comme une personne peu loquace et être hésitante à entrer en contact avec lui par crainte de ne pas savoir comment l'aborder ; elle peut consulter son dossier, discuter avec l'équipe de soins ou se documenter sur la dépression. L'ensemble de ces réactions aura des effets importants sur l'interaction qui se déroulera. En réalité, cette phase préparatoire précède chacun des contacts de l'infirmière avec son client.

Par exemple, lorsqu'on assigne un patient à une infirmière, on lui fait habituellement part de certains éléments du dossier : «M. Leduc est très déprimé, il aura besoin d'aide.» L'infirmière qui doit soigner ce patient ressentira probablement un peu d'inquiétude, aura sans doute aussi envie d'obtenir des informations supplémentaires. Si elle apprend de surcroît que le patient «est parfois agressif», son anxiété augmentera et elle se demandera comment faire pour l'aborder.

Dans le but de faciliter notre cheminement, Travelbee décrit les tâches que l'infirmière accomplit à chacune des étapes. Ces tâches nous permettent d'être mieux préparées aux difficultés les plus courantes, aux obstacles qui peuvent se présenter, de sorte que, moins étonnées ou prises au dépourvu, nous puissions y réagir plus adéquatement.

Les tâches de la première étape sont les suivantes :

–   s'interroger et déterminer ce qu'on ressent (pensées et sentiments) ;

–   concevoir les objectifs à poursuivre.

S'interroger et déterminer ce qu'on ressent (pensées et sentiments)

Le plus souvent il s'agit de prendre conscience de son anxiété. L'anxiété est une émotion tout à fait normale et ne constitue pas un obstacle insurmontable à l'établissement d'une relation d'aide. Le fait de ne ressentir aucune anxiété devant ce genre d'expérience serait, au contraire, étonnant et pourrait même s'avérer un obstacle important.

L'anxiété est habituellement présente chez les jeunes infirmières lors de leurs premières expériences de communication ou de relation d'aide informelle avec des clients. Ce sentiment est particulièrement accentué au moment du premier contact de l'infirmière avec un client qui vit des problèmes de santé mentale. Habituellement, cette crainte se dissipe assez facilement dès les premiers pas franchis.

L'anxiété peut se manifester de différentes façons : arriver en retard à la première rencontre, consacrer beaucoup de temps à lire et à relire le dossier du patient, être particulièrement préoccupée par la crainte de dire quelque chose de nuisible au malade ou se centrer principalement sur les traitements et les soins.

L'infirmière débutante peut redouter la moquerie ou le rejet de la part du client qui percevra son inexpérience. L'anxiété

> *ressemble un peu au « trac », car l'infirmière imagine tout ce qui pourrait aller mal une fois que l'interaction sera commencée. Or l'anxiété, tout comme le trac, tombe habituellement après les premières minutes... Et, il est préférable de ne pas trop attendre avant de prendre contact avec le client ; il est vraisemblable que plus elle (l'infirmière) attendra, plus son niveau d'anxiété s'élèvera.*
> (Travelbee, 1978 : 113)

Une bonne façon de réduire cette anxiété est d'abord d'en prendre conscience et de l'exprimer. En partageant nos sentiments avec nos compagnes, on constate parfois que nous ne sommes pas seules à vivre ce genre d'appréhension. On parvient alors à accepter ces émotions sans se juger trop sévèrement.

Concevoir des objectifs à poursuivre

Idéalement, il faudrait se fixer un objectif pour chaque interaction avec un client. Lors des premières rencontres, il peut s'agir de faire connaissance, de se présenter et de faire part au client de nos intentions ou d'obtenir son accord concernant la relation d'aide. *Écouter sans juger*, par exemple, serait un objectif très pertinent pour amorcer une relation d'aide.

Exception faite des tout premiers contacts, les objectifs se précisent habituellement au fur et à mesure de l'évolution de la démarche de soins. Ces objectifs orientent l'interaction ; ils aident à diriger l'entrevue et à éviter ainsi de laisser la conversation dévier sur un sujet sans réelle importance. Par ailleurs, ils ne doivent pas nous limiter : ils peuvent être modifiés pendant l'entrevue lorsque les circonstances l'exigent. Le jugement et la perspicacité de l'infirmière ont toujours préséance sur des principes réducteurs ou trop rigides.

2. L'ORIENTATION OU L'INTRODUCTION

L'infirmière et le client sont au départ deux étrangers l'un en face de l'autre. Ils doivent prendre le temps de faire connaissance. La première rencontre est déterminante puisqu'une multitude d'impressions traverseront l'esprit de chacun. Il est préférable pour l'infirmière de réserver son jugement et de ne pas se fier uniquement à sa première impression. Il faudra sans doute plusieurs rencontres pour que l'aidante et l'aidé se perçoivent tous deux comme des personnes de confiance. L'infirmière doit s'attendre à ce que le client l'observe tout comme elle le fait elle-même, qu'il cherche à savoir qui elle est avant de s'engager dans une relation d'aide.

La question de choix

En règle générale, le client a souvent le choix d'accepter ou de refuser l'aide qu'on lui propose. Mais cela n'est pas toujours possible et, en d'autres circonstances, l'infirmière et le client n'ont pas le choix. Quelle que soit la situation, l'infirmière devrait toujours, dans la mesure du possible, expliquer au client ce qu'elle compte faire et établir avec lui une sorte de contrat ou d'engagement. Cette entente constitue la principale tâche reliée à cette phase.

L'entente

Le client doit savoir à quoi s'attendre. Après s'être présentée et avoir expliqué son statut et son rôle, l'infirmière peut proposer au client des rencontres régulières et en préciser le but : « Nous allons travailler ensemble à surmonter vos difficultés. Je vais m'efforcer de vous aider. » La tâche sera plus facile si le client y consent. L'infirmière sera alors en mesure de conclure une entente concrète avec lui. Elle devra immédiatement préciser la durée de la relation d'aide et se mettre d'accord avec le client sur le lieu, la fréquence et la durée des rencontres.

Ces précisions, loin d'être superflues, permettent à la relation de s'installer sur des bases claires, exemptes de toute ambiguïté. Le client ne sera pas surpris de voir, semaine après semaine, l'infirmière désireuse de poursuivre leur entretien.

Lorsque le client n'est pas en mesure de décider ou de comprendre la nature de l'aide qui lui est offerte, l'infirmière doit tout de même lui faire part de ses intentions. Il est possible de dire au client, par exemple : « Je suis votre infirmière aujourd'hui et je viendrai encore vous rencontrer demain. » Par la suite, elle lui rappellera qu'elle sera de retour la semaine suivante. Il est important également de respecter l'horaire prévu ; c'est une façon de signifier au client qu'on est digne de confiance.

Les rencontres subséquentes se déroulent de manière à permettre à chacun des participants de faire connaissance. C'est un moment bien choisi pour compléter une collecte de données, par exemple. Les sujets ainsi abordés sont moins intimidants et l'infirmière peut se faire une idée des principales difficultés qu'elle et son client devront surmonter : le client s'exprime-t-il avec aisance ou répond-il brièvement aux questions ? Respecte-t-il leur entente ? Semble-t-il disposé à parler de lui-même ? Donne-t-il des signes de méfiance ? De son côté, l'infirmière peut être mal à l'aise devant un client dont le statut social est différent du sien ou être ébranlée dans ses valeurs si les idées qu'il exprime sont très éloignées des siennes.

Cette étape, qui peut faire l'objet d'une ou de plusieurs rencontres, prend fin lorsque les deux participants se font mutuellement confiance et qu'ils abordent les problèmes du client de manière plus active.

3. L'EXPLOITATION OU LE TRAVAIL

Durant la phase de l'exploitation ou du travail, l'infirmière éprouve habituellement moins d'anxiété à converser avec son client et peut alors se centrer sur l'aspect affectif de ses difficultés. C'est la phase la plus riche, car l'infirmière et le client travaillent ensemble à saisir le sens des expériences vécues par celui-ci. «Pendant la phase où s'élabore la connaissance mutuelle, l'infirmière et le malade se perçoivent comme des êtres humains uniques» (Travelbee, 1978 : 123).

Un travail de collaboration

À cette étape, l'infirmière a généralement décelé un problème et élaboré des objectifs à poursuivre. Il est alors tout à fait pertinent d'en discuter avec le client. Cela est souhaitable et nettement plus efficace. Le client n'est-il pas le meilleur juge de ses besoins et des solutions qui lui conviennent ? Le fait d'être *écouté* et de *participer activement* à la démarche de soins l'encouragera à faire les efforts requis pour explorer ses difficultés et ses ressources et trouver une réponse satisfaisante à sa situation.

Les interventions aidantes

L'infirmière met en œuvre toutes ses habiletés d'aidante : elle écoute activement son client ; elle l'encourage à clarifier ses propos ; elle cherche à saisir le plus exactement possible ce qu'il dit de ses expériences, de ses sentiments et de ses comportements et lui communique sa compréhension empathique. L'infirmière respecte l'unicité du client et s'abstient de tout jugement de valeur ; elle est une personne authentique et ne surestime pas son rôle.

Les processus de démarche de soins et de relation d'aide deviennent ici des alliés. Devant certains problèmes, comme le deuil, l'altération de l'image de soi ou l'isolement social, la relation d'aide devient *intervention*. En effet, l'outil principal dont dispose l'infirmière pour aider le client à atteindre des objectifs concernant des difficultés d'ordre psychologique (exprimer ses sentiments en lien avec le décès de son épouse, progresser dans l'acceptation de la perte de son autonomie ou réduire son isolement) est la *relation elle-même* et les habiletés aidantes qui y sont rattachées.

En plus de s'appliquer à améliorer son aptitude à observer et à vérifier ses perceptions auprès du client, l'infirmière doit aussi :

–   s'efforcer de voir le client comme un être humain et non comme un objet d'étude ou une source de données ;

–   aider le client à faire une distinction entre les problèmes qu'il peut résoudre et ceux qu'il ne peut pas changer. Tous les deux doivent accepter l'impossible. Même si aucune solution ne peut être envisagée, l'infirmière peut supposer que le client aura plus de force, qu'il sera plus en mesure d'utiliser ses ressources personnelles pour faire face à ses difficultés ;

–   préparer le client à la cessation éventuelle de la relation.

L'infirmière apprend à se connaître

L'infirmière se transforme et apprend sur elle-même lorsqu'elle s'engage personnellement dans une relation d'aide. Par exemple, si elle aide son client à communiquer et à socialiser, elle améliore sa propre capacité de communiquer ; quand elle l'invite à envisager ses problèmes de manière réaliste, elle peut devenir plus consciente de son appréciation de la réalité dans sa vie personnelle et professionnelle. Aider les autres, c'est aussi s'aider soi-même. De plus, une relation authentique et respectueuse aura pour conséquence

> *d'avoir fourni au malade l'occasion de participer à une série d'interactions significatives avec une personne chaleureuse, sensible, intelligente, qui n'a pas peur de lui manifester de l'intérêt, voire de l'amitié, qui ne le blâme pas, ne l'excuse pas ou ne porte pas de jugements sur sa valeur ; ensuite, de lui avoir épargné de fausses réassurances, des conseils inutiles et lui avoir fait grâce de petits discours d'encouragements. La relation d'aide vécue avec plénitude, et dans un climat d'acceptation inconditionnelle, fait apparaître chez les malades des signes manifestes de croissance personnelle.*
> (Travelbee, 1978 : 125-126)

L'infirmière se doit de travailler à accroître sa propre capacité d'autocritique et à améliorer sa compétence clinique en faisant des efforts soutenus pour augmenter son bagage de connaissances par la lecture et la consultation.

4. LA FIN DE LA RELATION

La relation peut se terminer de différentes manières : l'étudiante achève son stage, l'infirmière soignante part en vacances ou encore le client reçoit son congé médical. Il arrive que le bénéficiaire quitte l'établissement sans que l'infirmière n'ait pu le prévoir. Cette dernière circonstance met malheureusement fin à la relation prématurément et l'aidante s'en trouve souvent déçue, comme si on lui retirait un travail non terminé. Il est donc recommandable de prévoir le moment probable du départ de l'un ou de l'autre afin de planifier une dernière rencontre.

Bien terminer une relation d'aide est de toute première importance. L'infirmière devrait préciser la durée des rencontres dès le début de la relation et rappeler cette date au client au cours des dernières semaines de façon à ce qu'il puisse s'y préparer.

L'infirmière et le client ne se sentent pas toujours prêts à mettre un terme à leur relation. Ils se sont attachés l'un à l'autre. Le client a généralement vécu ce genre de départ à plusieurs reprises et il se sent mis de côté une fois de plus ; il doit renoncer à une personne qui s'intéressait à lui, qui l'écoutait et qui l'encourageait dans ses efforts. Il vit une forme de deuil. L'infirmière, pour sa part, a aussi l'impression d'abandonner son client à son propre sort et elle se sent parfois triste ou coupable de ne pas l'avoir suffisamment aidé.

Aider le client à exprimer ses émotions

Le partage des sentiments demeure la façon la plus saine de mettre un terme à une relation d'aide. L'infirmière aide son client à mieux vivre la séparation en l'invitant et en l'encourageant à exprimer ses émotions. Les clients réagissent de maintes façons. La crainte d'être abandonné peut se manifester par un retrait prématuré. Quitter avant d'être quitté ! Le client peut ne plus avoir envie de parler de lui, ne plus oser s'engager ou refuser simplement de rencontrer l'aidante les derniers temps. Celle-ci devra faire preuve de perspicacité afin de reconnaître les signes de tristesse et de vérifier ses perceptions avec le client. Elle devra, au besoin, lui expliquer de nouveau les raisons de son départ.

Il arrive assez souvent que le client demande à l'infirmière de garder un contact une fois qu'elle sera partie. Dans le but de minimiser les effets de la séparation, celle-ci laisse parfois entendre qu'ils se reverront, s'écriront ou se téléphoneront pour se «donner des nouvelles». Cela signifie clairement qu'une des deux parties ou les deux vivent difficilement cette rupture. Certes, il est pénible de dire «non» et, le plus souvent, l'infirmière craint de blesser le client en refusant de donner suite à sa requête. Une relation qui perdure alors qu'elle aurait dû se terminer est parfois plus dommageable que la fin d'une relation. L'infirmière ne doit laisser subsister aucune équivoque à ce sujet. S'engager à poursuivre la relation, ne serait-ce que sporadiquement, ne ferait que reporter une séparation inévitable. Loin d'aider le client, cela entretiendrait des espoirs que l'infirmière ne saurait combler.

Partager ses propres sentiments avec le client

Le client acceptera plus facilement d'exprimer ses sentiments face à la séparation si l'infirmière lui fait part elle aussi de ses réactions. La dernière rencontre est habituellement réservée à ce partage. La

TABLEAU 2		
Les principales composantes de la relation d'aide		
LES PHASES	LES TÂCHES	LES ATTITUDES ET HABILETÉS
Préparation (concerne l'infirmière seulement)	– L'infirmière réfléchit et s'interroge sur ses propres pensées et sentiments. – Elle se fixe un objectif concernant sa rencontre avec le client.	Authenticité (ouverture à soi)
Orientation (ou introduction)	– L'infirmière s'assure de la participation du client ; elle sollicite son accord. – Elle s'entend avec lui sur le moment, la fréquence et la durée de leurs rencontres. – Le client et l'infirmière font connaissance ; un climat de confiance s'installe.	Respect Authenticité Écoute Empathie Exploration et spécificité
Exploitation (ou travail)	– L'infirmière travaille avec le client à déterminer ses difficultés et ses ressources. – Elle l'encourage à exprimer ses sentiments et ses besoins. – Ils travaillent ensemble : à établir un problème prioritaire ; à fixer un ou des objectifs du client ; et à trouver des moyens pour atteindre ces objectifs (démarche de soins).	Respect Authenticité Écoute Empathie Exploration et spécificité Immédiateté Confrontation
Fin de la relation	– L'infirmière prépare la fin de la relation quelque temps à l'avance. – Elle rappelle au client la date de son départ. – Au moment de la séparation, elle encourage le client à exprimer ses sentiments face à la séparation. – Elle exprime ses propres sentiments face à la séparation. – Le client et l'infirmière effectuent un bilan de leurs rencontres. – Ils dressent l'inventaire des ressources du client, de ses projets, etc. – L'infirmière prépare la transition avec un autre intervenant, si nécessaire.	Respect Authenticité Écoute Empathie Exploration et spécificité Immédiateté Confrontation Encouragement et soutien

tristesse parfois vécue par l'infirmière est fort heureusement compensée par des sentiments de satisfaction et de fierté bien légitimes.

Évaluer la relation

Il est important de dresser un bilan avec le client des apprentissages effectués par celui-ci et de lui permettre d'exprimer sa satisfaction ou son insatisfaction face à la relation et aux résultats attendus. Ses objectifs ont-ils été atteints? Dans quelle mesure? Il est parfois nécessaire de préparer le client à poursuivre sa démarche avec un autre intervenant, à s'intégrer à un groupe de thérapie ou à amorcer des activités de réadaptation. En faisant l'inventaire des ressources du client, en l'encourageant dans ses projets, il est possible de mettre un terme à la relation sur une note d'espoir.

Chaque rencontre nous transforme et chacune de nos expériences nous construit. Si la relation doit prendre fin, les apprentissages effectués tant par l'infirmière que par le client ne peuvent s'effacer. Vivre une relation d'aide formelle authentique est une expérience enrichissante qui ne peut qu'avoir un effet stimulant et constituer une sorte de tremplin pour les expériences à venir.

5. RÉFÉRENCE

TRAVELBEE, J. 1978. *Relation d'aide en nursing psychiatrique*, Montréal, Éditions du Renouveau Pédagogique.

Chapitre 5

L'écoute

ON POURRAIT PARAPHRASER SAINT-EXUPÉRY POUR DÉCRIRE LA qualité d'écoute requise en relation d'aide. En effet, le Petit Prince disait avec justesse : « On ne voit bien qu'avec le cœur… l'essentiel est invisible pour les yeux. » Certaines personnes semblent particulièrement douées et démontrent une grande capacité d'écoute, comme si elles possédaient une sorte de don. Ces personnes ne disposent pas d'un sixième sens, mais sans doute écoutent-elles avec leur cœur ou, mieux, avec tout leur être.

Être écouté, c'est être éclairé un peu plus… c'est bénéficier d'une lumière nouvelle.

SYLVIE DRAPEAU

L'écoute active est une habileté de plus en plus connue et pratiquée. Par exemple, les services téléphoniques d'aide aux personnes suicidaires ou déprimées exigent que les bénévoles suivent une formation pour maîtriser les bases de l'écoute active. Les organismes communautaires offrant un service d'aide psychosociale (centres pour femmes violentées, centres de crise, aide aux jeunes itinérants, etc.) s'assurent eux aussi d'embaucher un personnel compétent en la matière. La valeur de l'écoute, comme moyen de venir en aide à des personnes en difficulté, n'est plus à démontrer. Egan (2005) présente l'écoute active comme la base, le point de départ de la compréhension empathique. «Une écoute attentive signifie une écoute active, précise, à la recherche d'une signification. Écouter ne représente pas seulement une habileté, mais une grande qualité pour la relation d'aide» (Egan, 2005: 83).

L'écoute active permet à l'infirmière et au client d'établir des bases solides ainsi qu'un lien de confiance, qui se développera graduellement. Une écoute chaleureuse aide l'infirmière «à comprendre les problèmes du client et peut ainsi constituer une amorce à la relation d'aide» (Riopelle *et al.*, 1984: 281). L'infirmière a donc tout intérêt à développer sa capacité de présence et d'écoute dans l'ensemble des sphères de ses activités professionnelles.

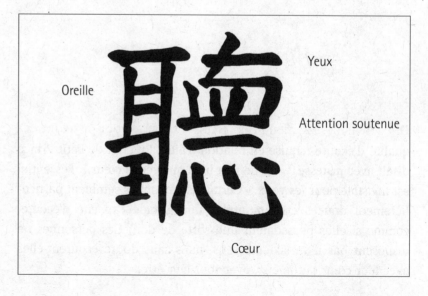

1. LA RÉCEPTIVITÉ

Certaines attitudes physiques émergent naturellement lorsqu'une personne se montre attentive et intéressée à ce qu'une autre personne lui confie. Lorsqu'on observe des entrevues de relation d'aide enregistrées sur vidéo (technique souvent utilisée comme activité d'apprentissage), on remarque les intonations, les gestes et les mimiques des participants. Il y a parfois des moments de silence très significatifs et souvent le regard intense de l'étudiante aidante reste posé sur le client comme pour lui signifier «je ne veux perdre aucune de tes paroles». Les expressions non verbales donnent des indications sur la qualité de la *relation* qui s'établit entre deux personnes. L'infirmière doit donc prendre conscience des attitudes qu'elle manifeste auprès des clients.

Les attitudes non verbales

Egan (2005 : 72) résume les principales habiletés qui démontrent la présence de l'aidant. Il utilise à cet effet l'acronyme FOPYD :

F	faire *face* au client
O	adopter une attitude *ouverte*
P	se *pencher* vers l'autre
Y	maintenir le contact des *yeux*
D	adopter une attitude *détendue*

Les trois premiers éléments font référence à la position du corps (faire face, se pencher et adopter une attitude ouverte plutôt que fermée). Il insiste ensuite sur un contact visuel et sur une attitude détendue, deux autres éléments essentiels pour établir une véritable présence.

• La présence

À elle seule, la présence peut apporter un grand réconfort : s'asseoir auprès d'un parent ou d'un ami malade, lui tenir la main, lui faire sentir qu'on le soutient, se montrer intéressée et disposée à l'aider est parfois la meilleure chose que l'on puisse faire. La présence est l'expression d'un sentiment intérieur : le désir d'être en contact avec l'autre ou l'intention délibérée d'écouter et de comprendre. Lorsqu'il s'agit d'une relation d'aide, l'écoute ne saurait être soutenue sans que la personne aidante ne démontre une présence chaleureuse. Cette intention se manifeste spontanément par des attitudes non verbales : le contact visuel, le regard et l'expression faciale, le ton de la voix, le langage corporel et la distance qui sépare les interlocuteurs.

Les attitudes de présence résultent d'une disposition intérieure. Même si les conditions extérieures ne sont pas toujours idéales, l'infirmière qui désire sincèrement aider et comprendre trouvera les bons gestes… et parfois les bons mots. La qualité de la présence n'est pas déterminée par le temps. Quelques minutes d'une présence significative peuvent présenter plus d'intérêt que trente ou soixante minutes d'un dialogue superficiel. Si chacun des contacts de l'infirmière avec son client est caractérisé par une présence de cette qualité, alors la confiance et la relation se développeront à la plus grande satisfaction de chacun.

• Le contact visuel

Le contact visuel est nécessaire à toute bonne communication. En regardant la personne à qui l'on parle, on lui témoigne du respect et de l'intérêt. On lui manifeste également notre disponibilité. Lorsqu'une personne nous parle en regardant ailleurs, nous ressentons de l'inconfort et nous nous demandons : « Est-ce bien à moi qu'elle s'adresse ? » ou « Suis-je si peu intéressante ? »

Il y a deux niveaux de communication : le *quoi* (les paroles) et le *comment* (l'émotion). Écouter sans regarder, c'est donc entendre un message à demi, n'en percevoir qu'une partie. On perd toute l'émotion qui est dégagée par le comportement non verbal d'une personne. C'est un peu comme si l'on mangeait… sans goûter.

Une infirmière qui manifeste sa disponibilité à son client n'engage ainsi pas un entretien d'aide pendant qu'elle vérifie le bon fonctionnement du soluté ou qu'elle s'applique à refaire un pansement compliqué.

• Le regard et l'expression faciale

Le regard est certainement l'un des moyens d'expression les plus évocateurs de nos états d'âme. Ne dit-on pas que «les yeux sont le miroir de l'âme»? L'expression des yeux et du visage d'une personne nous renseigne presque toujours sur son humeur. Nous notons: «Tu as l'air en forme ce matin» ou «Tu sembles fatiguée».

«La surprise, la peur, la colère, le dégoût, la joie, la tristesse sont les émotions les plus faciles à reconnaître» (Adler et Towne, 1991: 163). Les clients sont sensibles à ces expressions et diront «Cette infirmière m'inspire confiance» ou «Quelle froideur!» Un sourire chaleureux est toujours bien accueilli, mais une expression grave ou sérieuse semble plus appropriée dans certaines circonstances.

• Le ton de la voix

La tonalité de la voix doit s'adapter aux circonstances et aux besoins des clients. Il est pertinent d'harmoniser le rythme, le volume et le ton de notre voix avec ceux du client. Cette forme de synchronisation facilite la communication et la confiance mutuelle puisqu'elle fait écho aux attitudes des clients «qui, eux aussi, traduisent les états d'âme profonds de la personne» (Phaneuf, 2002: 113). À certains moments, diminuer le ton de la voix peut avoir un effet apaisant chez un malade agité, par exemple.

• Le langage corporel

Notre attitude corporelle trahit notre humeur. Les gestes lents ou brusques, la démarche assurée ou hésitante influencent les échanges. Par exemple, se tenir les bras croisés peut être interprété comme une attitude dominatrice, fermée ou distante. Une posture ouverte exprime que nous sommes prêtes à écouter. Se dépêcher, bouger, s'agiter en parlant ne sont pas des comportements qui facilitent la communication.

> *Trop souvent hélas, nous donnons aux bénéficiaires l'impression que nous sommes éternellement pressées et que des choses plus importantes nous appellent ailleurs. Cette*

> *façon de faire place, entre le malade et nous, l'écran de*
> *notre travail et de nos lourdes responsabilités, situation qui*
> *généralement l'empêche de nous exprimer ses besoins.*
> (Phaneuf, 1982 : 15)

Lorsqu'on veut témoigner notre intérêt envers les propos d'un interlocuteur, on se rapproche et on se penche légèrement et instinctivement vers lui. Il nous arrive même de toucher la personne lorsque les paroles semblent superflues. Quand, au contraire, son discours nous ennuie ou nous déplaît, nous amorçons nécessairement une réaction de recul.

Lors de jeux de rôles, on peut observer facilement les mouvements d'une aidante et évaluer les changements de position physique à certains moments. Ces mouvements, qui sont souvent involontaires, peuvent être analysés afin de déterminer les raisons qui les ont provoqués.

La tenue vestimentaire des soignants peut aussi renseigner les clients sur leur interlocutrice ; les vêtements de l'aidante reflètent par exemple une tendance à la minutie ou au relâchement, etc.

• La distance

Ne dit-on pas : « Cette personne est distante » ou encore « Elle est envahissante » ? La plupart des gens ont besoin de conserver un minimum d'espace autour d'eux afin de ne pas se sentir envahis. On parle ici de territoire, d'espace vital.

La distance qui sépare deux personnes est révélatrice de leur degré d'intimité. Une mère presse son enfant tout contre elle (distance intime), alors que pour discuter « affaires » les interlocuteurs s'installent à une certaine distance (distance sociale). Habituellement, nous trouvons instinctivement la distance idéale. Mais certaines personnes peuvent avoir tendance à envahir le territoire de l'autre en se tenant trop près. Dans une telle circonstance, l'interlocuteur a une réaction de recul. De la même manière, se tenir trop éloigné ne favorise pas le dialogue.

Hall (1971) définit quatre zones ou distances que nous respectons dans la vie quotidienne :

– La distance intime (0 à 45 cm)

Cette distance est adoptée avec des personnes très proches. L'autre empiète sur notre territoire et inversement. Nous le touchons ou pouvons percevoir le souffle de sa respiration, sentir son haleine. On adopte cette distance intime pour manifester notre affection, pour jouer, pour protéger ou réconforter. C'est la distance que requièrent les soins physiques et les traitements administrés au malade.

– La distance personnelle (45 cm à 1,25 m)

Cette distance permet d'être assez près pour communiquer avec une personne sans avoir un contact trop direct. Elle convient par exemple à un entretien de relation d'aide avec un client. Les interlocuteurs parviennent ainsi à «distinguer tous les messages non verbaux» et à «échanger des contenus très personnels sans avoir à élever la voix» (Chalifour, 1999 : 137).

– La distance sociale (de 1,25 m à 3,65 m)

La distance sociale caractérise les relations sociales et les relations de travail où les échanges sont plus impersonnels. Elle permet d'avoir une vue d'ensemble de la personne, mais elle oblige à élever légèrement la voix pour être entendu. On pense ici à l'infirmière qui se tient au pied du lit ou au professionnel derrière son bureau.

– La distance publique (3,65 m à 7,5 m)

La distance publique nous protège de l'autre. On voit globalement la situation sans en distinguer les détails. C'est la distance qui sépare l'infirmière qui se tient dans l'embrasure de la porte d'un client alité et il faut alors élever la voix pour échanger des propos.

L'infirmière doit apprendre à se placer de manière à faciliter les échanges. On ne conçoit pas une infirmière qui se placerait au pied du lit d'un client pour amorcer une *entrevue d'aide*. Si le client est alité, elle doit plutôt s'asseoir près de lui, au même niveau, de manière à faciliter le contact visuel et les échanges verbaux. On reproche parfois aux centres d'hébergement pour personnes âgées de placer les chaises côte à côte (en rang d'oignons) dans les salles communautaires. On ne favorise pas la communication interpersonnelle dans ces conditions puisque les bénéficiaires ne peuvent se voir suffisamment pour engager une conversation.

L'aidant et l'aidé peuvent s'asseoir face à face ou encore se placer à angle de 90°, cette position apparaissant moins menaçante pour le client. Il s'agit d'une question de préférence et de confort. L'infirmière et le client doivent simplement s'installer de manière à se sentir à l'aise et trouver une distance confortable pour les deux.

- Le toucher

En soins infirmiers, la communication par le toucher mérite une attention particulière. En effet, nous sommes quotidiennement en contact physique (distance intime) avec les clients, puisque nous devons fréquemment les toucher pour les soins d'hygiène,

---

Exemple

Nathalie, une adolescente de 13 ans, est devenue quadriplégique à la suite d'une méningite. Elle devait être transportée par les infirmiers et les aides-soignants pour aller au bain et à la toilette. Une paralysie faciale l'empêchait de s'exprimer avec aisance et de faire connaître clairement ses besoins et ses préférences. Nathalie devenait donc anxieuse à l'heure du bain, surtout lorsqu'elle voyait entrer dans sa chambre un infirmier qui avait l'habitude de la déplacer brusquement ; elle était aussi paniquée à l'idée d'être manipulée par de nouveaux employés. Elle se voyait dans l'impossibilité d'exprimer ce qu'elle ressentait, comme : «Vous me faites mal !» ou «Je veux être levée par quelqu'un d'autre.» Seuls ses yeux exprimaient son inconfort ou sa douleur. Il lui arrivait, fort heureusement, d'être soignée par des intervenants patients et discrets. Son unique consolation était de raconter à sa mère ou à sa grand-mère, qui s'appliquaient à bien la comprendre, comment s'était déroulé le dernier déplacement. Ses parents intervenaient auprès du personnel soignant ; on promettait de tenir compte des craintes de Nathalie, mais sans apporter de changements réels.

les traitements, les pansements ou pour vérifier les signes vitaux. Encourager un client à faire quelques pas, déplacer une personne hémiplégique de son lit au fauteuil roulant ou faire un massage à un malade alité sont des tâches qui supposent un contact physique très étroit entre deux personnes. Un corps à corps, pour ainsi dire, entre deux ou plusieurs inconnus. Nous intervenons également dans les activités les plus intimes de nos clients en les assistant dans leurs besoins d'élimination ou en les aidant à s'alimenter.

Certains clients sont littéralement assaillis par toute une équipe de professionnels bien intentionnés, auxquels ils doivent faire confiance les yeux fermés. Nous n'avons qu'une faible idée de ce que peut représenter la dépendance physique chez une personne habituée à l'autonomie.

Nous l'avons déjà mentionné, la communication non verbale donne des informations sur ce qui se passe *dans la relation* entre deux personnes. Nous manifestons notre présence ou notre compréhension en tenant la main d'un ami malade ; nous communiquons une certaine impatience en frictionnant le dos d'une personne âgée de manière précipitée. Nathalie le comprenait bien. Elle devinait, par les touchers, que : «Celui-là, il ne m'aime pas !»

Certaines personnes n'acceptent pas facilement le contact physique avec des personnes inconnues. Il faut savoir tenir compte de ces réticences et agir avec respect et attention. Le fait d'expliquer clairement au client le but de l'intervention et des gestes posés peut contribuer énormément à diminuer son anxiété et à établir le lien de confiance nécessaire à la relation infirmière-client.

L'infirmière doit également prendre conscience de ses propres réticences. Si elle éprouve un certain embarras à toucher un client, elle peut s'en ouvrir à ses collègues de travail et chercher un moyen de prodiguer les soins requis tout en tenant compte de son inconfort et en s'assurant que la personne sera traitée avec respect. Le travail d'équipe s'avère souvent une bonne solution.

Tous les sens sont sollicités lorsque nous communiquons. Les clients sont sensibles à la vue, à l'ouïe et au toucher… mais aussi à l'odorat. Les infirmières devraient tenir compte de ce détail et ne pas se parfumer à outrance afin de ne pas incommoder leurs patients.

Pour résumer, on doit reconnaître l'importance de nos attitudes non verbales sans toutefois nous préoccuper démesurément de nos gestes ou du ton de notre voix, autrement on finira par adopter des manières artificielles ou stéréotypées. Il s'agit d'être naturelles tout en demeurant conscientes des effets de nos attitudes chez l'autre, quitte à les modifier au besoin.

2. LE PARTAGE

Les attitudes de *partage* se rapportent aux habiletés qui aideront le client à décrire son expérience et à formuler ses besoins et ses attentes. À cet effet, l'infirmière devra se montrer particulièrement attentive aux expressions non verbales de la *personne aidée*.

L'écoute du langage non verbal

Si nous ne prêtions attention qu'aux seules paroles d'un client, notre compréhension serait très limitée. C'est la personne dans son entier qui s'exprime et un message n'est bien compris que dans la mesure où nous écoutons aussi le langage non verbal. Dans le cadre d'une communication interpersonnelle, c'est souvent le visage qui exprime le mieux la pensée de la personne. Une recherche effectuée dans les années 1970 (Egan, 1987 : 87) avait d'ailleurs démontré que les paroles comptent pour bien peu dans l'expression globale d'un message, qui se répartit comme suit :

–   7 % d'expression verbale ;

–   38 % d'expression vocale (ou ton de la voix) ; et

–   55 % d'expression faciale.

TABLEAU 3	
Expressions non verbales de la personne aidée	
LANGAGE CORPOREL	Position ouverte, en retrait, prostrée
REGARD	Direct, fuyant, rieur, interrogatif, inquiet
EXPRESSIONS DU VISAGE	Sourire, froncement des sourcils, moue, expression de douleur ou de tristesse
QUALITÉ DE LA VOIX	Facilité d'expression, débit rapide ou lent, ton de voix faible ou fort, silence, pause
GESTES	Geste d'impatience, tapotement de nervosité, serrement de mains
RÉACTIONS PHYSIOLOGIQUES	Respiration saccadée, rougissement, tremblements, sudation
CARACTÉRISTIQUES PHYSIQUES	Teint, handicap visuel, auditif, physique, taille, poids
DISTANCE	Rapprochement ou éloignement au cours de l'entretien
APPARENCE GÉNÉRALE	Soin de l'apparence, habillement

Il va sans dire que la position du corps, les gestes et les mimiques donneront à l'aidante des indices précieux concernant les états émotifs du client. La personne est-elle souriante et ouverte ? Est-elle prostrée ? Son regard exprime-t-il de la tristesse ou de la douleur ?

Les habiletés d'écoute

L'écoute véritable est intentionnelle et exige de l'attention. Certaines formes d'interventions comme l'incitation légère, l'accentuation et la formulation de questions, favorisent l'écoute.

L'écoute suppose également que l'on ne déforme pas les paroles du client, que l'on ne glisse pas vers l'interprétation. Mais il est difficile, voire impossible, de saisir le sens exact de l'expression d'autrui ; c'est pourquoi il faut vérifier régulièrement notre compréhension des messages verbaux et non verbaux. Certaines techniques comme le reflet et la reformulation peuvent nous aider à mieux saisir les messages de la personne aidée.

• L'incitation légère

Lorsque nous écoutons attentivement une personne, nous lui donnons habituellement des petits signes de réception. «Hum, hum…» ou «Oui… je vois…» Il s'agit tout simplement d'encouragements à continuer. Cela permet à l'émetteur principal de se sentir suivi, de constater que son discours intéresse son interlocuteur.

• L'accentuation

Une autre manière d'encourager quelqu'un à poursuivre la conversation est l'utilisation de filons verbaux. Le fait d'accentuer un mot ou un bout de phrase encourage la personne à élaborer davantage ou à retrouver le fil d'une idée. Par exemple, nous pouvons reprendre le dernier mot ou quelques mots d'une phrase :

Cliente	«Je trouve difficile de prendre une décision maintenant. »
Infirmière	«Maintenant…» ou «Difficile de prendre une décision…»

• La formulation de questions

Les infirmières ont toujours une quantité assez imposante de questions à poser au client, ne serait-ce qu'au moment de la collecte de données. Or, certaines personnes peuvent trouver déplaisant ou embarrassant le fait de se faire poser des questions. De par leur utilité, les questions sont, pour ainsi dire, un mal nécessaire. C'est pourquoi il faut les utiliser à bon escient. Elles doivent être pertinentes, aider le client à exprimer ses besoins et fournir des informations utiles au rétablissement ou au maintien de son état de santé. Il existe différents types de questions, qu'elles soient fermées, ouvertes ou de clarification.

Les questions dites fermées sont celles auxquelles on peut répondre *oui* ou *non*. La question fermée est davantage utilisée au cours de la collecte de données puisqu'elle va droit au but et porte sur des données factuelles :

–   «Avez-vous bien dormi ? »

–   «Êtes-vous souffrante en ce moment ? »

–   «Avez-vous des allergies ? »

–   «Avez-vous des habitudes particulières au moment du coucher ? »

Toutefois, la question fermée présente l'inconvénient de suggérer une réponse :

–   «Avez-vous parlé avec votre médecin ? »

–   «Êtes-vous inquiète de vos enfants ? »

–   «Avez-vous pensé à le dire à votre mari ? »

Il est donc préférable de poser des questions dites ouvertes puisqu'elles permettent à la personne de s'exprimer davantage. Elles sont plus délicates et laissent plus de liberté au client. On formule ainsi une question ouverte :

–   «Comment avez-vous dormi cette nuit ? »

–   «Comment vous sentez-vous aujourd'hui ? »

–   «Qu'est-ce qui vous inquiète ? »

Les questions de clarification permettent de faire préciser le message de façon à bien comprendre le contenu et l'émotion exprimés. Comme nous l'avons vu, nous nous exprimons souvent de façon obscure ou incomplète. Si un client dit : «Je me sens mal…», il faut alors l'aider à clarifier son malaise afin d'être en mesure de répondre à ses besoins.

La clarification permet à l'infirmière :

–   d'aider le client à préciser sa pensée ;

–   d'aider le client à exprimer ce qu'il vit ;

– de vérifier l'interprétation qu'elle fait du message (en vérifiant ses perceptions) ;

– de s'assurer que son message a été bien capté par le client.

Les questions de clarification permettent aussi d'explorer les difficultés et les ressources du client plus en profondeur (on traitera de ce sujet ultérieurement au chapitre 9).

• Le reflet simple

On qualifie de *reflet simple* ou de *réitération* le fait de reprendre les termes utilisés par le client. En utilisant l'accentuation, l'infirmière-aidante reprend un terme, un mot ou quelques mots de son client. Cela permet à ce dernier de se sentir suivi et de continuer à décrire son expérience. Le reflet simple est un peu plus élaboré : on reprend une phrase qui contient une ou plusieurs idées du client en utilisant les *mêmes termes* que lui. Il met habituellement l'accent sur le *contenu* du message, c'est-à-dire sur ce que le client dit de son expérience ou de son comportement. Par exemple :

M. Duquette	« Je suis inquiet. Je n'aime pas du tout ce que le médecin m'a dit ce matin. Il n'a pas prononcé le mot "cancer", mais c'est tout comme… »
Infirmière	« Vous n'aimez pas ce que le médecin vous a dit ce matin… »
Mme Hébert	« J'ai des pertes de mémoire assez souvent… Ça me tracasse pas mal, car ma mère est décédée de la maladie d'Alzheimer et je me demande si je devrais passer des tests. »
Infirmière	« Vous avez des pertes de mémoire et vous vous demandez si vous ne devriez pas passer des tests… »

Il s'agit là de reflets partiels axés sur le *contenu*. Cette technique est surtout utilisée dans un premier temps ou lors des premiers contacts avec le client. Il arrive qu'on relève d'abord le sentiment exprimé en disant par exemple : « Vous êtes inquiet » ou « Cela vous tracasse ». On a alors recours à un *reflet simple de sentiment*, ce qui est une autre façon d'inviter la personne à poursuivre l'interaction.

Reprendre littéralement les paroles de la personne aidée ne signifie pas que nous ayons une bonne compréhension de ce qu'elle vit. Cela démontre que nous avons bien entendu et retenu ses paroles, sans plus. Il ne faut pas abuser de ces répétitions qui peuvent devenir agaçantes pour le client, même si elles « permettent parfois à l'aidante de se ressaisir et de poursuivre son interaction de façon plus significative » (Riopelle *et al.*, 1984 : 300).

• La reformulation ou reflet de sentiment

La reformulation sert à exprimer dans ses *propres mots* ce qu'on a compris en mettant l'accent sur le *sentiment exprimé*. Pour Auger, la reformulation consiste

> à transmettre à l'aidé la substance ÉMOTIVE de ses communications […]. Comme ce sont les émotions de l'aidé qu'il s'agit de saisir, la reformulation adéquate sera surtout centrée sur le monde émotif de l'aidant et seulement de façon accessoire sur ce qu'on pourrait appeler le contenu de ses communications (2005 : 56).

Chalifour associe également la reformulation au reflet de sentiment, qu'il considère comme « le principal moyen dont dispose l'intervenant pour informer le client de son degré de compréhension » (1999 : 156). La reformulation est donc plus efficace puisqu'elle communique d'une part au client notre compréhension de son état émotif et, d'autre part, lui permet de préciser sa pensée et de rectifier ses paroles au besoin.

Quand on parvient à expliquer dans ses propres mots un phénomène ou un concept qu'on vient d'étudier ou d'apprendre, c'est qu'on a bien assimilé le concept en question. C'est la différence entre avoir appris « par cœur » et avoir vraiment saisi le sens d'une explication. C'est pourquoi il est préférable de choisir des mots différents (dans la mesure du possible) pour exprimer notre compréhension au client. Reprenons nos exemples :

M. Duquette	«Je suis inquiet. Je n'aime pas du tout ce que le médecin m'a dit ce matin. Il n'a pas prononcé le mot "cancer", mais c'est tout comme…»
Infirmière	«Vous pensez que le médecin a voulu parler de cancer… et cela vous inquiète.»
M. Duquette	«Oui, et je n'aime pas ça du tout.»

Si l'infirmière avait mal compris, M. Duquette aurait aussi pu rectifier en disant : «Non, il n'a pas dit le mot "cancer", mais il avait l'air bizarre… Je pense qu'il n'a peut-être pas osé me dire la vérité.»

Mme Hébert	«J'ai des pertes de mémoire assez souvent… Ça me tracasse pas mal car ma mère est décédée de la maladie d'Alzheimer et je me demande si je devrais passer des tests.»
Infirmière	«Ces pertes de mémoire vous inquiètent, car vous pensez à votre mère et vous croyez que vous devriez consulter.»
Mme Hébert	«Oui… et à bien y penser, ça me fait très peur. Ma mère en est morte et ce fut très difficile pour toute la famille.»

Dans ce cas-ci, Mme Hébert exprime plus clairement sa peur d'être atteinte de la même maladie que sa mère. Elle ouvre aussi une porte sur sa souffrance et celle de sa famille.

La reformulation (reflet de sentiment) est donc une forme d'intervention très fructueuse puisqu'elle apporte davantage de clarté et de précision dans les échanges. Elle exprime une plus grande compréhension que le reflet simple et constitue une première forme de compréhension empathique. Nous y reviendrons au chapitre 8, qui traite de l'empathie.

- La vérification de nos perceptions

Nous percevons continuellement une multitude de choses auxquelles nous attribuons un sens : des sons, des paroles ou des images. Mais nous n'avons pas conscience de toutes les stimulations sensorielles qui nous interpellent puisqu'il semble que nous ayons la capacité de prêter attention à plusieurs choses à la fois. Puisque notre capacité à percevoir est tout de même limitée, elle devient sélective. Et les perceptions sont sélectionnées en fonction de nos attentes. Prenons l'exemple classique du chasseur qui se promène en forêt : il entend les moindres bruits qui pourraient indiquer la présence d'un animal ; il remarque ou flaire les pistes. Si cette même personne se promène dans la forêt en pensant à la prochaine toile qu'elle peindra, elle sera plus attentive aux subtilités des couleurs.

> *Nous ne percevons pas les « objets » (c'est-à-dire les choses, les événements, les autres, nous-mêmes) tels qu'ils sont, mais comme nous croyons qu'ils sont ; le présent, rapporté à notre expérience personnelle, est perçu à travers le passé. C'est ce qui explique qu'un objet déterminé n'aura jamais la même signification pour deux individus, qui ont, chacun, leur système de référence particulier.* (Sillamy, 1972 : 214)

Il est difficile de séparer les perceptions, les pensées et les sentiments, explique Orlando (1979). Quand nous percevons une chose, des pensées apparaissent instantanément et nous

Illustration 1 – À chacun sa perception

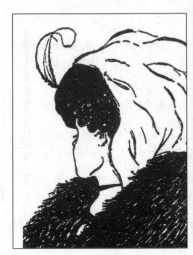 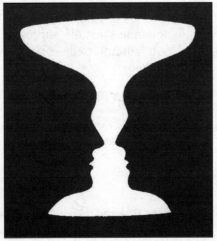

dictent une interprétation. Et, le plus souvent, ces interprétations de l'infirmière sont inexactes ou du moins partiellement exactes.

Les perceptions et pensées s'accompagnent de sentiments (de plaisir, d'inquiétude, ou de colère) qui peuvent également biaiser notre compréhension. Nos perceptions d'un message verbal ou d'un comportement non verbal étant tout à fait subjectives, il nous sera donc indispensable, en relation d'aide, de les valider auprès du client lui-même.

Très souvent, l'infirmière peut deviner l'état du client sans qu'il dise un mot: «Vous avez l'air bien ce matin!» ou «Vous semblez mieux qu'hier…» Comme on l'a vu, les expressions non verbales sont très révélatrices des ressentis physiques et émotionnels d'une personne.

Voici quelques exemples de vérification de perception à partir du comportement non verbal:

> Stéphane voit M. Fernandes essayer de se retourner dans son lit en grimaçant. Il le croit souffrant et sa première réaction est de lui offrir un analgésique. Mais il vérifie:

Stéphane	«Monsieur Fernandes, vous paraissez souffrant…»
M. Fernandes	«J'ai un peu mal, mais j'aimerais surtout pouvoir atteindre mon téléphone.»

> Johanne s'installe auprès de Mme Béland qui est assise dans son fauteuil. Celle-ci tient un livre qu'elle ne lit pas et a l'air songeur.

Johanne	«Bonjour, Madame Béland, comment allez-vous?»
Mme Béland	«Ça ne va pas si mal.»
Johanne	«Vous semblez songeuse… Y a-t-il quelque chose qui ne va pas?»
Mme Béland	«Oh! je pense… on a bien le temps de penser quand on est à l'hôpital.»

Ses yeux deviennent humides et elle esquisse un petit sourire en haussant les épaules.

Johanne	«Vous semblez triste, est-ce que je me trompe?»
Mᵐᵉ Béland	«Oui, un peu… je pense à mes petits-enfants que je ne verrai pas grandir.»

Lorsqu'un interlocuteur nous parle, nous interprétons ses paroles. Les mots prononcés font naître spontanément des impressions, des idées préconçues et des attentes qui peuvent biaiser notre compréhension. Ainsi, il sera souvent nécessaire de vérifier l'exactitude de notre interprétation des paroles prononcées par la personne aidée.

Les exemples suivants illustrent la vérification d'une perception suscitée par le langage verbal.

M. Duchesne est diabétique.

M. Duchesne	«Je ne pensais pas réussir à me faire ces injections. Mes résultats de glycémie sont meilleurs et je vois que cette maladie est contrôlable.»
Stéphane	«Vous avez repris confiance; est-ce bien ce que vous voulez dire?»
M. Duchesne	«Oui, je pense pouvoir m'adapter.»

Mᵐᵉ Laurier est au chevet de sa sœur qui ne la reconnaît plus.

Mᵐᵉ Laurier	«Je ne peux pas imaginer ma sœur dans cet état. Nous étions toujours ensemble, si proches. C'est plus qu'une sœur pour moi…»
Johanne	«Vous semblez très attachée à votre sœur, n'est-ce pas?»
Mᵐᵉ Laurier	«Oh oui!… je perds une partie de moi-même.»

Mme Dutil semble désemparée.

Mme Dutil	«Le médecin a parlé d'autisme. Mon petit ne peut pas être autiste. Il est différent, oui, mais pas autiste! Les médecins se trompent souvent.»
Johanne	«Vous avez de la difficulté à croire ce que le médecin a dit?»
Mme Dutil	«Absolument! Je n'accepte pas ce diagnostic.»

Ces vérifications permettent aux clients de confirmer ou d'infirmer notre compréhension. Si Johanne avait dit à Mme Dutil: «Vous êtes triste d'apprendre ce diagnostic?», celle-ci aurait pu tout aussi bien répliquer: «Non, je ne suis pas triste, je suis en colère. Ce n'est pas un diagnostic. Il s'agit d'une erreur, tout simplement, et je vais consulter un autre médecin.»

La vérification permet au client de verbaliser son inconfort, sa douleur, ses préoccupations ou encore de préciser sa pensée tout en lui donnant aussi l'occasion de mettre des mots sur ses émotions et sentiments. Dans ce dernier cas, la vérification de perception est partie intégrante d'une écoute empathique. En effet, l'intervenant qui utilise la reformulation (reflet de sentiment) doit toujours garder à l'esprit qu'il fait une tentative de compréhension, qu'il cherche avec le client les mots ou les expressions qui décrivent le plus fidèlement possible sa situation et ses états affectifs. Il doit toujours demeurer ouvert à la réaction du client.

En ce sens, la vérification de notre compréhension de la communication verbale des clients constitue une première étape ou tentative de reformulation. La vérification des perceptions est plus qu'une technique: elle doit devenir une habitude, faire partie intégrante des interactions quotidiennes de l'infirmière.

• Le résumé

Les problèmes présentés par les clients sont souvent complexes et, même en présence d'une situation relativement facile à nommer (perte d'un être cher, annonce d'une maladie fatale, anxiété, etc.), les émotions, sentiments et idées s'entremêlent. La présence d'une autre personne à qui l'on peut communiquer nos sentiments («Je suis complètement mêlée», «Je ne comprends plus où j'en suis», «Je me demande si j'ai tort ou raison», «Je ne sais plus ce que je veux») agit à la façon d'un miroir qui nous renvoie notre image et nous permet de poser un regard neuf sur la situation. Par exemple:

M. Jodoin a été victime d'un accident.

M. Jodoin   «Je ne pensais pas que cette maladie me causerait autant de problèmes.»

Infirmière   «Le fait d'être malade vous cause bien des ennuis?» (**reformulation**)

M. Jodoin   «Oui... je sais que je ne pourrai reprendre mon travail avant longtemps, et encore... si je le peux. Et puis, il y a ma femme, mes enfants, la ferme... Qui va faire marcher tout ça? Est-ce que je vais être réopéré? Je ne sais pas. Et puis, ce n'est pas drôle de vivre avec un homme malade...»

M. Jodoin dit bien des choses en même temps. Il parle de son travail, de sa ferme, d'une intervention chirurgicale. Il fait allusion à sa femme. Que veut-il dire au juste? Le discours de cet homme peut donner lieu à plusieurs interprétations. Est-il anxieux face à son retour à la maison et à la réaction de sa femme? S'agit-il de ses enfants? A-t-il peur d'être invalide?

Infirmière   «Oui, je vois que plusieurs choses vous inquiètent. Vous parlez de votre travail, de votre famille... Vous ne savez pas si vous serez opéré de nouveau. Mais j'aimerais que vous essayiez de me dire ce qui est le plus inquiétant en ce moment pour vous?»

En faisant ce résumé, l'infirmière aide M. Jodoin à déterminer ce qui est prioritaire pour le moment. Ce qui serait un bon point de départ puisqu'il mettrait probablement l'accent sur un aspect particulier de sa situation actuelle.

	TABLEAU 4	
	Interventions verbales favorisant l'écoute	
HABILETÉS D'ÉCOUTE	**MISE EN SITUATION**	**EXEMPLES D'INTERVENTIONS**
Incitation légère	Monsieur B., 65 ans : «Je suis fatigué. »	« Hum, je vois...»
Accentuation	«Je prends trop de médicaments. Je dormirais toute la journée et je n'ai plus d'énergie. Je me sens diminué et je déteste ça. »	«Trop de médicaments...» «Vous n'avez plus d'énergie. »
Question ouverte ou exploratoire		« Que voulez-vous dire par "diminué" ? »
Reflet simple de contenu ou de sentiment (réitération)		«Vous trouvez que vous prenez trop de médicaments. Vous n'avez plus d'énergie. » « Vous vous sentez diminué. »
Reformulation ou reflet de senti- ment (en nos propres mots)		«Vous détestez vous sentir comme cela, sans énergie et affaibli, et vous croyez que c'est à cause des médicaments.»
Vérification de perceptions à partir du langage non verbal et des expressions verbales	Il ajoute : «Le médecin croit que j'ai la maladie de Parkinson. Voyez-vous ça ! Je ne suis plus capable d'écrire comme il faut, je ne tiens plus bien sur mes jambes. » Il frappe violemment sur son lit. «Je ne veux pas penser à ce qui m'attend...»	«Vous semblez en colère, est-ce que je me trompe ?» «Vos membres ne réagissent plus comme avant... et vous êtes inquiet pour l'avenir... Est-ce cela que vous voulez dire ?»
Résumé		«Pour résumer : vous n'aimez pas prendre ces médicaments qui vous enlèvent votre énergie. Aussi, vous sentez vos forces diminuer. Cela vous inquiète et vous met en colère. » « Nous pourrions regarder une chose à la fois, qu'en pensez-vous? »

• Les silences

Les silences sont significatifs ; un client peut garder le silence par réticence à confier ses inquiétudes, mais il peut aussi avoir besoin d'une pause.

Il y a des silences vides et des silences lourds de sens. Un silence vide est celui qu'on adopte quand on ne sait plus quoi dire ou qu'on est désintéressé à ce qui se passe. Garder le silence dans certaines situations est un signe de respect : respecter les pleurs, par exemple, ou simplement laisser à la personne le temps de réfléchir ou de trouver le mot juste. Quand les mots ne suffisent pas, un regard ou un toucher peuvent exprimer notre compréhension de la douleur morale d'une personne.

3. LE CADRE D'ÉCOUTE

Tout ce que dit le client a-t-il une importance égale ? Comment faire alors pour départir les choses importantes des détails anecdotiques ? Certaines personnes racontent leur expérience dans les plus petits détails, en revenant à des événements passés ou en changeant fréquemment de sujet. Il est alors facile de s'y perdre. L'infirmière la plus habile aurait du mal à s'y retrouver si elle ne s'appuyait pas sur quelques principes directeurs. Egan (2005) propose un cadre conceptuel permettant à la personne aidante de reconnaître les éléments importants de la situation décrite par le client.

Toute expérience humaine est accompagnée de sentiments ou d'émotions. Le client nous entretient donc de ses *expériences*, de ses *sentiments* et de ses *comportements*. Ce sont ces éléments clés qui doivent orienter notre écoute.

Une situation ou une difficulté est habituellement vécue selon ces trois aspects (expérience, sentiment, comportement) qui sont interdépendants les uns des autres. Par exemple, une personne peut exprimer ses sentiments en disant : «Je suis bien contente.» Pour comprendre ce qu'elle vit réellement, on peut lui demander de parler de son expérience : «Puis-je savoir ce qui vous rend si heureuse?» Elle aura ainsi l'occasion de compléter son message en disant: «Mon bébé pourra quitter l'hôpital en même temps que moi et je pourrai l'allaiter comme prévu.»

Dans certains cas, le client peut aborder un sujet en parlant d'abord de son comportement: «Depuis quelque temps, j'ai tendance à m'isoler, je ne sors plus beaucoup.» Quelle est la situation ou l'expérience qui porte cette personne à s'isoler? Quels sentiments vit-elle en lien avec cette expérience? Ces éléments

TABLEAU 5	
Le cadre d'écoute	
LES EXPÉRIENCES	**EXEMPLES**
Quand une personne parle d'une expérience, elle fait référence à une chose qui lui est arrivée. C'est ce qui se produit dans sa vie.	«J'ai eu un accident d'auto.» «Je serai opéré demain.» «J'ai eu un examen de Soins et un examen de Bio cette semaine.»
Elle peut relater une expérience en lien avec des personnes de son entourage.	«Ma femme ne vient pas me visiter.» «Ils passent leur temps à rire de moi.»
LES COMPORTEMENTS	**EXEMPLES**
La personne parle aussi de ses comportements, c'est-à-dire de ce qu'elle fait, au présent, au passé ou au futur.	«Je refuse de prendre ces médicaments.» «J'ai cessé de fumer.» «Je vais faire de l'exercice physique.»
LES ÉTATS AFFECTIFS	**EXEMPLES**
Des émotions et des sentiments sont nécessairement liés à ces expériences et la personne les exprime plus ou moins clairement, selon le cas.	«Cela me fait beaucoup de peine.» «L'anesthésie me fait peur.» «Je me sens tout à fait inutile.» «Je déteste les hôpitaux.» «J'en ai par-dessus la tête.»

apporteraient certainement des réponses à la nature du problème. De la même façon, d'autres personnes décriront surtout leur expérience.

Avoir un cadre d'écoute signifie donc que nous nous intéressons aux expériences du client, à ses comportements et à ses émotions. Ce cadre conceptuel nous guide également dans l'exploration des difficultés et des ressources du client et nous engage sur la voie de la compréhension empathique.

4. LES OBSTACLES À L'ÉCOUTE

Si certaines personnes ont une tendance naturelle à l'écoute empathique, la plupart d'entre nous n'y sommes pas spontanément enclines. Lorsque nous voulons aider une personne qui nous confie un problème personnel, nous nous laissons souvent influencer par nos propres expériences de relations interpersonnelles, ce qui parfois s'avère non aidant pour notre interlocuteur.

Notre manière d'intervenir part d'un bon sentiment et nos intentions sont louables, mais il arrive que nous disions des banalités ou que nous soyons tellement centrées sur la solution ou le soulagement rapide de sentiments pénibles vécus par la personne aidée que nous devenons maladroites et peu aidantes.

Selon Mucchielli (2004), les interventions non aidantes sont les suivantes :

- l'évaluation ou le jugement critique ;

- la solution immédiate ;

- l'interprétation ;

- l'investigation ou enquête ;

- le soutien (consolation) ;

- la sympathie plutôt que l'empathie.

L'évaluation

«La plupart des gens, même s'ils écoutent attentivement, pratiquent une écoute évaluative» (Egan, 2005 : 100). Nous avons tendance à penser que les autres réagissent comme nous et qu'ils ont les mêmes valeurs. Nous posons alors un jugement critique sur leurs réactions ou leurs comportements. Des paroles comme : «Tu ne vas pas abandonner ton cours, c'est de la folie !», «Vous êtes dans le droit chemin, c'est bien, vous avez raison...», «Vous ne prenez pas les bons moyens» ou «Tu prends la situation trop à cœur» en sont des exemples.

Une telle attitude évaluative rebute le client. Il peut se sentir diminué ou fautif, ce qui le mettra sur la défensive. C'est une attitude infantilisante qui laisse entendre que nous sommes plus clairvoyants et mieux avisés que lui. Cela peut freiner ou mettre un terme à la relation ou, à tout le moins, dresser une barrière entre l'aidant et l'aidé.

La solution immédiate

La réponse qui suit habituellement une intervention évaluative est souvent une solution toute faite. Elle est aussi la grande gagnante de toutes les réponses non aidantes ! Il est très désagréable de se faire dire «Fais donc ceci» ou «Tu n'as qu'à faire cela». En général, la personne y a probablement déjà pensé, mais n'a pas choisi cette solution car elle ne convenait pas (contraintes, obstacles). Et, même lorsqu'on arrive à faire des propositions intéressantes auxquelles la personne n'avait pas pensé, cela ne l'aide pas véritablement à faire un choix personnel. Lui apporter des solutions toutes faites lui donnera plutôt l'impression qu'elle ne possède pas les ressources nécessaires pour faire face à ses difficultés et qu'elle doit s'en remettre à une autre personne pour arriver à y voir clair. Cette attitude est infantilisante.

Il arrive parfois qu'une personne nous demande directement : «Que ferais-tu à ma place ?» ou «Qu'est-ce que je devrais faire ?» Il est bien tentant dans ce cas de lui proposer une solution. Mais est-ce vraiment ce qu'elle demande ? Allons-nous vraiment l'aider en donnant suite à sa requête? Si nous le faisons, nous lui confirmons son impuissance à trouver une réponse par elle-même.

L'interprétation

Ce type d'intervention cherche à expliquer la situation décrite. Ces réponses n'apportent rien à la personne aidée sinon qu'elles la poussent à chercher une raison ou une explication à son malaise. Cette démarche l'amène souvent à blâmer une personne extérieure, ce qui n'est guère constructif.

–   «C'est parce que ta mère ne t'encourage pas assez que tu penses abandonner tes études...»

–   «Ce n'est pas ta faute puisque c'est lui qui a commencé.»

–   «C'est ton syndrome prémenstruel qui te rend vulnérable.»

–   «Tu as probablement vécu un traumatisme dans ton enfance.»

Ces analyses répondent à notre besoin de comprendre ou d'étaler nos connaissances. Plutôt que de se centrer sur la personne et sur la manière dont elle vit la situation, l'aidante porte son attention sur la compréhension intellectuelle du problème.

L'investigation ou l'enquête

Des questions à la file ou des questions inappropriées mettent souvent l'aidé dans l'embarras. C'est souvent notre curiosité qui nous inspire des questions qui ne sont pas toujours en lien avec la difficulté que vit l'aidé. La plupart du temps, il y répondra avec bonne volonté, mais aura l'impression de tourner en rond.

Le soutien ou la consolation

Nous devons encourager le client à surmonter une situation difficile, mais un soutien immédiat a pour effet de banaliser la situation, de la minimiser, de diminuer l'intensité des émotions ou des sentiments vécus par l'aidé.

Une réponse comme : « Ne t'en fais pas... tout va s'arranger » n'aide pas la personne à mobiliser ses ressources pour faire face à sa situation. Cela risque de provoquer chez le client « le sentiment de ne pas être rejoint dans sa détresse, ou encore, de provoquer une irritation face au fait d'être traité avec une condescendance artificielle » (Hétu, 1994 : 111).

La sympathie

« La sympathie se rapproche beaucoup plus de la pitié, de la compassion, de l'apitoiement ou des condoléances que de la compréhension empathique » (Egan, 2005 : 131). La personne qui sympathise éprouve les mêmes sentiments que son interlocuteur à propos du même objet ou d'une expérience similaire. Elle confond ses propres sentiments avec ceux de l'autre personne.

–   « Pauvre toi ! Comme je te comprends ! »

–   « Tu dois être en colère. Moi, je n'accepterais jamais une infidélité. »

–   « C'est bien triste de perdre un père. J'avais quinze ans quand le mien est décédé et j'ai pris beaucoup de temps à m'en remettre. Je peux comprendre ce que tu vis. »

Il n'y a pas d'écoute dans ces exemples ; l'intervenant présume que nous réagissons tous de la même manière aux événements de la vie. Par contre, l'attitude empathique tient compte de l'unicité de la personne et cherche à saisir le point de vue et les sentiments vécus par *cette* personne. Pour ce faire, il faut s'efforcer de comprendre l'autre, tout en mettant entre parenthèses nos propres perceptions, émotions et préjugés.

5. RÉFÉRENCES

ADLER, R.B. et N. TOWNE 1991. *Communication et interactions*, Montréal, Éditions Études Vivantes.

AUGER, L. 2005 [1972]. *Communication et épanouissement personnel*, Montréal, Les Éditions de l'Homme.

CHALIFOUR, J. 1999. *L'intervention thérapeutique. Vol. 1: Les fondements existentiels-humanistes de la relation d'aide*, Montréal, Gaëtan Morin éditeur.

EGAN, G.D. 2005 [1987]. *Communication dans la relation d'aide*, Montréal, Les éditions HRW ltée.

HALL, E.T. 1971. *La dimension cachée*, Paris, Éditions du Seuil.

HÉTU, J.-L. 1994. *La relation d'aide. Éléments de base et guide de perfectionnement*, Boucherville, Gaëtan Morin éditeur.

MUCCHIELLI, R. 2004. *L'entretien de face à face dans la relation d'aide*, 18e éd., Issy-les-Moulineaux, ESF éditeur.

ORLANDO, I.J. 1979. *La relation dynamique infirmière-client*, Montréal, Les éditions HRW ltée.

PHANEUF, M. 1982. «Chroniques de l'inspection professionnelle. La communication et la relation d'aide: éléments de compétence de l'infirmière», *Nursing Québec*, vol. 2, no 2, janv.-févr., p. 15.

PHANEUF, M. 2002. *Communication, entretien, relation d'aide et validation*, Montréal, Chenelière/McGraw-Hill.

RIOPELLE, L., L. GRONDIN et M. PHANEUF. 1984. *Soins infirmiers. Un modèle centré sur les besoins de la personne*, Montréal, McGraw-Hill éditeur.

SILLAMY, N. 1972. *Dictionnaire de la psychologie*, Paris, Librairie Larousse.

TRAVELBEE, J. 1978. *Relation d'aide en nursing psychiatrique*, Montréal, Éditions du Renouveau Pédagogique.

6. EXERCICES D'ÉCOUTE

EXERCICE 1

Déterminer les différents types d'interventions

Ariane et Charlotte sont étudiantes infirmières ; elles font leur premier stage dans un centre hospitalier. Ariane s'occupe de Jasmine, une jeune fille de quatorze ans victime d'un accident de voiture. Un matin, Jasmine lui dit : « Je ne vais pas bien. C'est depuis cet accident. Je ne vais plus à l'école et je n'ai plus d'amis. Je pense que je ne m'en sortirai jamais… mes os sont brisés mais ma vie aussi est brisée. » Jasmine pleure.

Nomme les différents types d'interventions d'Ariane.

1) « Depuis que tu as eu cet accident… tu n'es plus la même. Continue, je t'écoute. »

Type d'intervention : _____

2) « Tu sais, c'est normal d'être bouleversée. Il ne faut pas voir tout en noir. Ta vie n'est pas brisée. »

Type d'intervention : _____

3) « Est-ce que tu vas pouvoir reprendre tes études à l'automne ? »

Type d'intervention : _____

4) « Je te comprends, mais je suis certaine que tu vas t'en sortir. »

Type d'intervention : _____

5) « La meilleure façon de t'en sortir, c'est de reprendre tes études au plus vite. »

Type d'intervention : _____

6) « Que veux-tu dire par "je ne m'en sortirai jamais" ? »

Type d'intervention : _____

7) « Depuis cet accident, tout a changé, tu dis que ta vie est brisée et cela te rend triste, découragée… »

Type d'intervention : _____

EXERCICE 2

Déterminer la pertinence des interventions

M. Benoît, soixante-dix ans, a une hémiparésie gauche à la suite d'un AVC. Il est un des premiers clients de Charlotte. Détermine le type d'intervention utilisée par Charlotte et indique si celle-ci est aidantes ou non aidantes.

1) Charlotte : «Je m'appelle Charlotte, je viens prendre vos signes vitaux.»

Type d'intervention : _____

Pertinence : _____

M. Benoît : «C'est bien !»

2) Charlotte : «Comment allez-vous ?»

Type d'intervention : _____

Pertinence : _____

M. Benoît : «Pas trop mal. Je suis surtout en colère de me retrouver ici ; je n'ai jamais fumé, je ne bois pas et je marchais tous les jours. Tu ne trouves pas ça injuste, toi ?»

3) Charlotte : «Hum... je ne sais pas trop...»

Type d'intervention : _____

Pertinence : _____

M. Benoît : «Ouais, tu es bien jeune pour comprendre ça.»

4) Charlotte : «Vous dites que vous trouvez que c'est injuste...»

Type d'intervention : _____

Pertinence : _____

M. Benoît : «Oui, certainement.»

5) Charlotte : «Je dois m'en aller, mais je reviendrai plus tard pour votre médicament.»

Type d'intervention : _____

Pertinence : _____

Suite en page suivante ➡

EXERCICE 2

Déterminer la pertinence des interventions (suite)

M. Benoît : «Est-ce que ma pression est bonne ? Est-ce que je devrai passer d'autres examens ? Lesquels ? On ne nous dit rien.»

6) Charlotte : «Oui, votre tension est normale. Pour les examens, je ne sais pas. Au revoir.»

Type d'intervention : _____

Pertinence : _____

Que penses-tu des interventions de Charlotte ?

_____

_____

_____

_____

Comment aurais-tu répondu aux questions de M. Benoît ? Reformule certains des propos de Charlotte.

_____

_____

_____

_____

_____

_____

_____

_____

_____

_____

EXERCICE 3

Le reflet simple

En imaginant que ces personnes s'adressent à toi, formule une réponse de reflet simple.

1) Ta jeune sœur te dit : « Il faut que je me trouve un emploi. J'en ai assez de faire rire de moi à l'école. Si je travaillais les fins de semaine, je pourrais m'acheter des vêtements à la mode. Je serais moins ridicule. »

Réponse :

_____

_____

_____

2) Une dame d'un certain âge est hospitalisée à la suite d'une fracture de la hanche. Elle dit : « C'est la première fois que je me retrouve dans un lit d'hôpital. Je ne pensais pas que cela m'arriverait à moi. J'espère que je vais pouvoir retourner vivre dans ma maison. »

Réponse :

_____

_____

_____

3) Un homme de soixante-cinq ans confie : « Ma femme est décédée l'année dernière et, cette année, mon dernier fils est parti étudier aux États-Unis. Je suis tout seul maintenant. Ce n'est pas facile. »

Réponse :

_____

_____

_____

_____

EXERCICE 4

La reformulation (reflet de sentiment)

Réponds à ces personnes par une reformulation en utilisant d'abord la formule «Tu te sens... parce que...» et ensuite par une phrase plus personnelle (ex.: «Ce que je comprends...»; «Si j'ai bien compris...»; «En somme, vous dites que...»; «Vous êtes...»).

1) Une cliente de trente-huit ans, en fauteuil roulant, atteinte de sclérose en plaques, se raconte: «Mon mari vient me voir tous les jours. Je sais que je ne marcherai plus jamais et il le sait aussi. Mais nous n'en parlons jamais. Quand j'essaie d'aborder le sujet, il me répond des banalités et des encouragements et se met à parler d'autre chose. Ça me fâche parce que nous allons devoir nous organiser et réaménager la maison. Il faut en parler.»

_____

_____

_____

2) Une adolescente, sachant que tu étudies en soins infirmiers, te confie qu'elle est enceinte. «Je ne sais pas comment dire ça à ma mère. J'ai toujours fait très attention pour qu'elle ne sache pas qu'on avait des rapports sexuels, mon copain et moi. Elle disait qu'elle me faisait confiance. J'ai peur de sa réaction; elle sera furieuse! Qu'est-ce que je vais faire?» Elle soupire.

_____

_____

_____

3) Un client de trente-cinq ans lance rageusement: «Personne ne nous dit jamais rien ici. Les médecins ne parlent pas et les infirmières nous disent "demandez à votre médecin"! Comme si on n'était pas concerné. Je dois passer une radiographie? "Mettez cette jaquette et suivez-moi", c'est tout ce qu'on vous dit. C'est enrageant. Ah! je déteste les hôpitaux, j'espère ne plus jamais y remettre les pieds.»

_____

_____

_____

EXERCICE 5

Le cadre d'écoute

Détermine ce que ces personnes disent de leur expérience (situation, événement), de leurs sentiments et de leurs comportements, s'il y a lieu (action passée, présente ou future). Si le sentiment n'est pas exprimé clairement, écris quelques mots qui décrivent comment la personne semble se sentir.

1) Une infirmière dit : «J'aime bien travailler de nuit. Mais je ne vois pas beaucoup mes enfants, c'est mon mari qui s'en occupe la plupart du temps. C'est la vie à l'envers. Et puis, je ne dors pas beaucoup. C'est dommage, mais je pense faire des démarches pour obtenir un poste de jour.»

Expérience : _____

Sentiment : _____

Comportement : _____

2) Une dame dans la trentaine confie : «Ma mère est atteinte de la maladie d'Alzheimer. C'est d'une tristesse de la voir. J'ai fait des démarches pour trouver une place en institution. C'est devenu trop lourd pour moi ; mais si je le fais, j'aurai l'impression de l'abandonner. Juste d'y penser, je me sens coupable. Elle a toujours dit qu'elle ne voulait pas finir ses jours dans un centre d'hébergement. Je ne peux pas me décider, je repousse toujours l'échéance.»

Expérience : _____

Sentiment : _____

Comportement : _____

3) Une amie de ta mère, quarante-cinq ans, partage avec toi : «J'ai eu une bonne nouvelle aujourd'hui. Le médecin m'a dit qu'il n'y avait plus aucune trace de tumeur sur mes poumons. Le traitement a réussi. Quel soulagement ! Je vais enfin pouvoir faire autre chose que suivre des traitements, des examens, des traitements, des examens... Je vais fêter ça.»

Expérience : _____

Sentiment : _____

Comportement : _____

EXERCICE 6

La vérification des perceptions

Imagine les perceptions, pensées et sentiments que tu pourrais éprouver dans certaines situations de soins. Rédige une intervention émanant d'une perception du comportement verbal ou non verbal de la personne aidée. Fais ensuite des liens entre ton intervention et ces différents éléments.

EXEMPLE

J'entre dans la chambre de Cédrika, quinze ans, à qui je dois installer un soluté. Je remarque qu'elle a des pansements aux poignets. À mon arrivée, elle détourne la tête et je vois qu'elle essuie des larmes.

Mes perceptions : Je vois que Cédrika a des pansements aux poignets ; elle pleure ; elle détourne la tête.

Mes pensées : Je pense qu'elle a probablement fait une tentative de suicide et qu'elle doit être très malheureuse. Elle détourne la tête pour ne pas parler ou pour ne pas que je voie ses larmes ? Que vais-je pouvoir lui dire ?

Mes sentiments : Je me sens triste pour elle, je suis mal à l'aise.

Ce que je dis pour vérifier une perception : «Tu as beaucoup de peine... n'est-ce pas ?» (Je relève une expression non verbale.)

---

1) Souffrant de leucémie myéloïde, Marie-Joëlle doit demeurer hospitalisée en isolement protecteur à la suite d'une greffe de moelle osseuse. Elle dit : «Je me sens mieux, mais j'ai beau faire de la lecture et des sudokus, je me lasse après un certain temps. Je ne sais pas quand je retrouverai ma maison et mes activités.» Elle soupire.

Je vois que... _____

Je pense que... _____

Je me sens... _____

Je dis... _____

Suite en page suivante ➡

EXERCICE 6

La vérification des perceptions (suite)

2) Un jeune homme dit : «Je déteste me voir ainsi immobilisé.» Il fait le geste de lancer son lecteur MP3.

Je vois que… _____

Je pense que… _____

Je me sens… _____

Je dis… _____

3) Au moment où tu te prépares à lui faire une ponction veineuse, M. Bertrand détourne la tête et, de sa main libre, serre le bras du fauteuil.

Je vois que… _____

Je pense que… _____

Je me sens… _____

Je dis… _____

4) Jonathan, huit ans, souffre de mucoviscidose. Il te regarde avec des yeux malheureux. Il dit : «Je veux voir ma maman.»

Je vois que… _____

Je pense que… _____

Je me sens… _____

Je dis… _____

5) Mme Beauregard a subi une intervention chirurgicale au genou. En se retournant avec difficulté dans son lit, elle serre les lèvres, fronce les sourcils et émet un cri sourd.

Je vois que… _____

Je pense que… _____

Je me sens… _____

Je dis… _____

Suite en page suivante ➤

EXERCICE 6

La vérification des perceptions (suite)

6) M. Lavoie est souriant. «Il y a de bons soins ici. Le personnel est courtois et dévoué. Les infirmières sont compétentes, mais bien pressées. On ne peut pas les retenir bien longtemps. Que voulez-vous ? On n'est pas ici pour rigoler.»

Je vois que... _____

Je pense que... _____

Je me sens... _____

Je dis... _____

7) M. Francoeur a quatre-vingt-un ans. Il a été admis la veille dans un centre de soins longue durée. Tu sais qu'il a passé une série de tests pour évaluer ses fonctions cognitives. Aucun diagnostic n'a encore été posé. Tu dois prendre ses signes vitaux et tu le surprends en train de faire sa valise. Ses gestes sont rapides et nerveux. Il te dit : «Je m'en vais chez moi, ma femme m'attend. Elle va s'inquiéter.» Tu sais que son épouse est décédée.

Je vois que... _____

Je pense que... _____

Je me sens... _____

Je dis... _____

8) Sylviane a trente-cinq ans. Elle en est à sa troisième séance de chimiothérapie. Elle semble fatiguée, abattue. Son regard est peu expressif. Le ton de sa voix est faible. «Je ne pensais pas que ce serait aussi pénible. Je ne sais pas si je pourrai aller jusqu'au bout. Je ne suis pas très courageuse, vous savez.» Elle émet un vague sourire.

Je vois que... _____

Je pense que... _____

Je me sens... _____

Je dis... _____

EXERCICE 7
Expériences en milieu clinique

Rappelle-toi trois situations vécues où tu as vérifié une perception auprès d'un client.

Décris brièvement une situation.

_____

_____

_____

Comment as-tu vérifié ta perception du comportement verbal ou non verbal?

_____

Quelle a été la réaction du client?

_____

Décris brièvement une situation.

_____

_____

_____

Comment as-tu vérifié ta perception du comportement verbal ou non verbal?

_____

Quelle a été la réaction du client?

_____

Décris brièvement une situation.

_____

_____

_____

Comment as-tu vérifié ta perception du comportement verbal ou non verbal?

_____

Quelle a été la réaction du client?

_____

Chapitre 6

Le respect

1. LES NOTIONS CLÉS DU RESPECT

NOUS AVONS TOUS UNE CONCEPTION DU RESPECT. *LE PETIT ROBERT* décrit le respect comme «le fait de prendre en considération» et *Le Larousse* le définit comme un «sentiment qui porte à traiter quelqu'un ou quelque chose avec de grands égards».

Cette valeur nous a été enseignée dès notre enfance. Nous avons tous appris à respecter nos parents, à respecter les autres, en particulier les personnes âgées et nos supérieurs. Nous

*Si vous me jugez,
si vous m'accusez, si
vous trouvez que je suis
répréhensible, je me
tairai, je ne me
défendrai pas.*

DENIS PELLETIER

croyons donc détenir une solide expérience en matière de respect. Notre éducation nous a cependant imprégnés d'une conception simple du respect : respecter quelqu'un, c'est ne pas se moquer, ne pas tutoyer un aîné ou ne pas insulter les gens. Une conception plus positive serait d'adopter de bonnes manières, de céder sa place dans le métro ou de tenir compte des opinions des autres. «Dans le sens populaire, respecter quelqu'un est souvent synonyme d'estime et d'admiration à l'égard des personnes ayant réussi dans un domaine (études, affaires, arts, etc.)» (Chalifour, 1999 : 197).

Dans le contexte des soins infirmiers, le respect est une attitude qui semble aller de soi. Les clients s'attendent à être traités respectueusement. Nos habitudes personnelles de respect envers les autres sont alors tout à fait indiquées. D'un point de vue professionnel, notre conception du respect se doit toutefois d'être affinée. Le respect de l'autre, c'est beaucoup plus que la gentillesse, le sourire et les bonnes manières ; le contexte de la relation infirmière-client a d'autres exigences.

La conception positive du respect

Le respect est une des valeurs fondamentales des soins infirmiers. Notre code de déontologie en fait état :

> *L'infirmière ou l'infirmier*
>
> – *doit chercher à établir et à maintenir une relation de confiance avec son client ;*
>
> – *doit agir avec respect envers le client, son conjoint, sa famille et les personnes significatives pour lui ;*
>
> – *doit respecter, dans les limites de ce qui est généralement admis dans l'exercice de la profession, les valeurs et les convictions personnelles du client.* (OIIQ, 2003, section II, articles 28-30)

Dans une perspective humaniste, le client n'est pas respecté en raison de sa compétence, son statut social ou ses qualités personnelles, mais parce que toute personne a droit au respect des autres.

Les attitudes

Reprenons ici les principes de l'approche humaniste énoncés précédemment (voir le chapitre 3) selon laquelle toute personne :

- est un être *unique* ;

- a une tendance naturelle à grandir et à se développer ;

- possède une liberté de choix ;

- possède le potentiel nécessaire pour résoudre ses problèmes.

La compréhension de ces principes permettra à l'étudiante infirmière de développer des attitudes puis d'adopter les comportements adéquats. L'infirmière qui adhère aux valeurs humanistes développera aussi d'autres attitudes : elle se montrera soucieuse du bien-être de son client et elle respectera le secret professionnel.

• Le client est un être unique

L'infirmière doit considérer le client comme une personne vivant actuellement une expérience particulière et non comme un cas, un objet ou un numéro. Nous avons sans doute tous déjà entendu des choses comme : « Le 304 a sonné ! » ou « Le 116 ? c'est un cas de méningite ». La spécialisation médicale nous entraîne sur cette voie déshumanisante et nous pousse malgré nous à associer la personne à son organe malade, en la considérant en partie ou en pièces détachées. « Or savez-vous quel est le mot le plus agréable de toute la langue française pour entamer une conversation ? C'est le nom de la personne à qui vous vous adressez ! Nous sommes plus réceptif à notre nom qu'à tout autre mot » (Servan-Schreiber, 2003 : 216).

Dans le cadre des soins infirmiers, le terme *respecter* devient synonyme de personnaliser. Par exemple, les clients atteints d'une infection respiratoire ne vivent pas tous leur maladie de la même façon. Si les symptômes physiques sont très semblables, les réactions émotives peuvent être fort différentes. Il est également impossible que deux personnes vivent un deuil exactement de la même manière. Les modèles conceptuels en soins infirmiers ne mettent-ils pas l'accent sur l'identification des besoins spécifiques de chacun de nos clients ?

- Le client détient un potentiel de croissance

L'être humain possède une tendance naturelle à grandir et à développer son potentiel. Nous devons encourager chaque personne à exploiter ses ressources et lui témoigner notre confiance en ses capacités. Un enfant grandit et se développe normalement pourvu que ses parents lui manifestent leur confiance, c'est-à-dire qu'ils croient en sa capacité d'apprendre et de développer ses talents.

On démontre notre respect envers une personne en considérant qu'elle puisse aller plus loin dans le développement de son potentiel et en croyant en elle. Avoir confiance en les capacités du client et lui communiquer cette confiance peut faire toute la différence dans son évolution physique et psychologique. Les clients sont parfois étonnés de constater que le personnel soignant les encourage à progresser. Il leur arrive de nous dire: «Vous croyez vraiment que je peux y arriver?» ou encore «Vous, vous me faites confiance».

Il faut tout de même tenir compte des limites temporaires ou irréversibles des clients. Mais, même devant l'adversité, certains clients peuvent réussir à nous surprendre par leur incroyable détermination. Certaines personnes réapprennent à marcher plus rapidement qu'on pouvait l'espérer ou font preuve de courage en se battant contre le cancer alors qu'elles étaient condamnées. Des personnes handicapées physiquement peuvent apprendre à vivre seules, se débrouiller en appartement, étudier et trouver du travail ou participer à des compétitions sportives en fauteuil roulant. Ces personnes surpassent leurs limites et réussissent à avoir le dessus sur leur maladie ou leur condition. Parfois, il suffit d'une marque de confiance comme: «Vas-y! Tu es capable!» ou «Je sais que tu peux faire mieux» pour donner un nouvel élan et encourager la personne à améliorer ses compétences.

- L'être humain est maître de ses choix et capable de résoudre ses problèmes

Chaque personne a la liberté et la capacité de faire des choix pour satisfaire ses besoins ou résoudre ses problèmes. Elle est «la seule à pouvoir reconnaître ce qui est bon pour elle» et possède «plus que quiconque, la compétence pour déterminer une ligne de conduite adaptée à ses besoins, à ses désirs, à ses capacités» (Chalifour, 1999 : 197).

Un client a-t-il le droit de refuser une intervention chirurgicale ou un médicament? Peut-il être végétarien? Respecter les choix du client et reconnaître son droit à décider de son propre destin équivaut à respecter ses valeurs. Il se peut que les valeurs d'un patient soient à ce point différentes des nôtres qu'il nous soit difficile de comprendre ou d'accepter ses décisions. De tels conflits de valeurs font appel à notre engagement professionnel (consentement éclairé, dilemmes éthiques, etc.) ; nous examinerons plus loin la notion de conflit de valeurs dans le contexte de la relation d'aide.

- Le bien-être du client

Une infirmière se préoccupe avant tout du bien-être de ses clients. Est-il souffrant? Est-il confortable? «Cela va de soi», direz-vous. Mais il nous arrive à tous d'être sélectives, de préférer certains clients plus sympathiques et de moins nous attarder à ceux qui se montrent plus exigeants, qui sont plus revendicateurs ou moins attirants. Toutes les personnes que nous soignons devraient pourtant avoir droit aux mêmes égards et aux mêmes attentions.

En règle générale, nous préférons les bons patients – c'est-à-dire ceux qui collaborent et qui acceptent leurs traitements avec gratitude. Mais qu'en est-il des clients qui ne font pas tous les efforts souhaités par le personnel médical ou infirmier? Qui semblent peu disposés à changer leurs habitudes ou à participer à leur thérapie? Une attitude respectueuse devrait nous inciter à trouver la source de cette difficulté plutôt que de blâmer le client ou de l'abandonner à lui-même.

• Le respect du secret professionnel

Le secret professionnel revêt toute son importance dans le cadre d'une relation d'aide. Le client peut s'inquiéter et croire que tout ce qu'il dit sera retenu contre lui. Il a le droit de savoir ce qui sera consigné au dossier ou discuté en équipe. Que faire si un client dit : «Ce que je viens de vous confier doit rester entre nous»? Nous lui devons la vérité ; certaines informations doivent être connues de l'équipe de soins lorsqu'elles concernent sa santé et sa sécurité et qu'elles contribuent à lui offrir des soins de qualité. Mais le client peut faire à l'infirmière des confidences au sujet d'expériences passées, sans lien réel avec son problème actuel. L'infirmière peut juger alors qu'il n'est pas essentiel de divulguer ces informations. Elle peut lui suggérer d'en parler lui-même à une autre personne (membre de sa famille, prêtre, avocat, notaire) ou de s'adresser à un membre de l'équipe susceptible de pouvoir l'aider.

L'infirmière doit aussi respecter l'intimité du client, tant au moment d'administrer un traitement que lors d'un entretien de collecte de données ou de relation d'aide.

Les comportements

Le respect se manifeste rarement par des paroles comme : «Je respecte votre point de vue» ou «Je vous respecte en tant qu'être humain». C'est surtout par notre comportement non verbal, par les gestes que nous posons et par nos modes d'intervention que nous témoignons au client notre respect. Le respect est à la base de toutes les habiletés de relation d'aide.

Certaines attitudes et habiletés (écoute, empathie, authenticité et exploration) démontrent notre respect envers les patients. Donc, une infirmière respectueuse :

– assure une présence et une écoute attentive ;

– exprime sa compréhension empathique ;

– est authentique ;

– explore non seulement les difficultés, mais aussi les ressources de son client ;

– s'abstient de tout jugement critique.

Le jugement critique est sans doute l'un des principaux freins à la relation d'aide. Nous sommes constamment assaillies par les jugements des autres. «C'est bien, c'est mal, c'est joli, tu as fait un bon travail ou une bonne interaction, etc.» De tels jugements font partie de notre vie depuis l'enfance. Être évaluée par les autres fait rarement notre affaire. Si je confie à une amie: «Je pense rompre avec Jean» et qu'elle répond: «Mais c'est ridicule, il est tellement gentil», je serai vexée et je chercherai une autre confidente. Pour Rogers (1972: 204), le respect est fait d'attention chaleureuse, d'acceptation ou de considération positive inconditionnelle (*unconditional positive regard*) et ne comporte aucune évaluation. C'est une manière d'être qui se manifeste simplement et qui signifie «je vous prête attention» et non pas «je vous prête attention à condition que vous vous comportiez de telle ou telle façon».

> *Suis-je capable d'accepter toutes les facettes que me présente cette personne? Puis-je la prendre comme elle est? Ou ne puis-je l'accueillir que conditionnellement, acceptant certains aspects de ses sentiments et en désapprouvant d'autres tacitement ou ouvertement?* (Rogers, 1972: 42)

Cela ne doit pas nous empêcher d'encourager et d'appuyer les clients dans leurs efforts, mais il faut éviter le jugement infantilisant qui est dicté par une attitude surprotectrice ou paternaliste. Rogers nous invite également à éviter aussi les jugements positifs.

> *C'est assez curieux, mais un jugement positif est aussi menaçant qu'un jugement péjoratif, puisque dire à quelqu'un qu'il agit bien suppose que vous avez aussi le droit de lui dire qu'il agit mal. Aussi, j'en suis venu à penser que plus je peux maintenir une relation sans jugement de valeur, plus cela permettra à l'autre personne d'atteindre le point où elle reconnaîtra que le lieu, le centre de la responsabilité réside en elle-même. Aussi j'aimerais m'efforcer d'arriver à une relation où je ne juge pas autrui en mon for intérieur.* (Rogers, 1972: 43)

Il ne s'agit pas non plus d'approuver tous les comportements d'une personne ni d'encourager les comportements destructeurs et nuisibles comme le crime ou la violence. Accepter le client en tant que personne signifie que nous sommes prêtes à faire les efforts nécessaires pour comprendre ce qui le motive même si nous sommes en désaccord avec sa manière de se comporter.

Les valeurs

Qu'est-ce qu'une valeur? En règle générale, une chose qui a de la valeur est digne d'estime sur le plan moral, intellectuel ou physique. C'est «ce qui est posé comme vrai, beau et bien, selon des critères sociaux ou personnels et qui sert de référence ou de principe moral» (selon *Le Petit Larousse*). «Une valeur est quelque chose à laquelle [*sic*] une personne accorde une grande importance, pour laquelle elle est prête à s'engager publiquement, qu'elle choisit librement parmi diverses possibilités après examen des conséquences de celles-ci et qu'elle traduit dans ses actions» (Raths *et al.*, dans Egan, 2005: 64).

Les valeurs que nous adoptons proviennent de nos expériences personnelles, de notre éducation et du milieu familial et culturel dans lequel nous avons évolué depuis notre enfance. Ces expériences nous ont permis de nous construire un système de valeurs généralement assez solide. La société dans laquelle nous vivons véhicule des valeurs bien spécifiques qu'elle nous transmet ouvertement ou subtilement, quand ce n'est pas de manière subliminale. Les téléromans et les annonces publicitaires valorisent la jeunesse, la beauté, la santé, la minceur, l'amour, la famille, la richesse, la réussite sociale et le travail… On n'y valorise pas la vieillesse, la maladie, la pauvreté, le chômage, l'homosexualité, l'assistance sociale ou le divorce.

On accorde donc de la valeur à quelqu'un ou à quelque chose en nous référant à nos croyances et à nos principes moraux qui constituent notre système de valeurs. Cette échelle de valeurs nous pousse à porter des jugements et à déterminer quelle chose est bonne et laquelle ne l'est pas. Heureusement, ce système de valeurs n'est pas immuable. Il est mobile, dynamique et susceptible de se modifier au cours de notre vie. Le contact avec des personnes différentes nous enrichit et nous incite à adopter de nouvelles valeurs. Nous devons nous efforcer de montrer de l'ouverture face aux valeurs différentes: différences de religion, de culture et de mode de vie. La tolérance est une valeur trop souvent absente du discours actuel de notre société. Mais le milieu des soins de santé, plus que tout autre, ne devrait-il pas prôner la compréhension et la tolérance?

TABLEAU 6 Exemples de valeurs			
Activité physique	Devoir	Intelligence	Respect de l'autorité
Alimentation saine	Dignité	Jeunesse	Respect de soi
Altruisme	Discipline	Justice	Réussite
Ambition	Droits de la personne	Liberté	Sagesse
Amitié	Droits de l'enfant	Loisirs	Santé
Amour	Écologie	Luxe	Sécurité (physique, financière)
Arts (les)	Éducation	Mariage	Sens des responsabilités
Authenticité	Effort	Maternité	
Autonomie	Égalité des droits	Nature	Sens du devoir
Beauté	Empathie	Notoriété	Sexualité
Bien-être (physique, matériel)	Engagement social	Optimisme	Solidarité
Bonheur	Estime de soi	Ordre	Solitude
Bonne entente	Études (les)	Paix	Souplesse
Collaboration	Excellence	Partage	Spiritualité
Compassion	Famille	Persévérance	Statut social
Compétence	Féminisme	Plaisir	Tendresse
Compétition	Fidélité	Politesse	Tolérance
Conformisme	Force (morale, physique)	Propreté	Transparence
Courage	Franchise	Qualité de la langue	Travail
Croyances religieuses	Harmonie	Réalisation de soi	Végétarisme
Culture	Honneur	Réalisme	Vérité
Démocratie	Humour	Réflexion	Vie
Dépassement de soi	Indépendance	Relations interpersonnelles	Vieillesse
Détermination	Individualisme	Respect d'autrui	Vie sociale
			Volonté

- Le comportement est lié aux valeurs

Nos actes témoignent de nos croyances ainsi que de nos valeurs – nous agissons en fonction d'elles. Par exemple, quelqu'un de favorable à l'égalité des sexes trouvera tout naturel que sa jeune sœur choisisse un métier traditionnellement réservé aux hommes ; une militante du mouvement pro-vie ne refusera sans doute pas de louer un logement à un couple qui a trois enfants ; celui qui accorde beaucoup d'importance à l'amitié se rendra disponible pour aider son meilleur ami ; et la personne qui se dit responsable ne négligera pas la santé de ses enfants.

Nos valeurs se manifestent par des gestes concrets. C'est ainsi qu'une infirmière qui se dit responsable n'hésiterait pas à avouer qu'elle vient de commettre une erreur de médicament.

Certaines déclarations et prises de position sont pourtant loin d'être traduites dans nos comportements.

- Les conflits de valeurs

L'infirmière est appelée à aider des personnes de toutes les classes de la société, de tous les âges, ainsi que des personnes de milieux culturels différents du sien ; il est donc probable qu'elle soit très souvent en contact avec des personnes dont les valeurs sont éloignées des siennes. Ces valeurs sont parfois si opposées qu'elles nuisent à l'établissement de la relation. La drogue, le suicide, l'inceste ou l'agressivité sont des sujets difficiles à aborder et peuvent placer l'infirmière en position de déséquilibre face à son désir de respecter le client et son sentiment instinctif de rejet.

Ces conflits de valeurs constituent souvent des obstacles importants dans nos relations avec les clients et le respect peut être difficile à maintenir dans certaines circonstances.

- Les conflits de valeurs et la relation d'aide

Le respect est essentiel pour établir, maintenir et mener à bien toute relation d'aide formelle ou informelle. Le climat de confiance indispensable à la relation d'aide ne résiste pas à un jugement

Exemple de conflit de valeurs

Suzanne travaille depuis trois ans à la salle d'urgence d'un grand centre hospitalier urbain. Elle avoue se heurter très souvent à des conflits de valeurs. Pour illustrer ses difficultés, Suzanne décrit sa dernière semaine de travail où elle dit avoir rencontré :

- une dame âgée d'une quarantaine d'années se présentant à l'urgence plusieurs fois par mois, en état d'ébriété ;

- un client de trente-cinq ans dans un état délabré, dégageant une odeur désagréable et qui disait entendre des voix ;

- un jeune homme refusant une transfusion sanguine à cause de ses croyances religieuses ;

- une jeune prostituée qui présentait une ITS ;

- un enfant de quatre ans souffrant de pneumonie et présentant des ecchymoses attribuables à des coups visiblement infligés par ses parents – la mère disait ne pas avoir remarqué ces blessures ;

- un bébé de trois mois souffrant de malnutrition et dont les jeunes parents étaient sans travail ;

- un homme accusé de voies de fait graves et blessé au cours d'une bagarre, accompagné d'un policier ;

- un homme lui ayant offert de l'argent afin de voir le médecin plus rapidement ;

- un jeune héroïnomane qui tentait de dérober des seringues.

Suzanne explique comment elle se débrouille pour demeurer neutre : « J'essaie toujours d'être patiente. J'écoute surtout. Je leur demande ce qui ne va pas et j'écoute tout en faisant un pansement ou une injection. Je suis toujours surprise de voir combien tous ces gens ont besoin de parler. Je n'ai pas toujours le temps voulu, mais je pense qu'un peu de considération leur fait du bien. J'ai l'impression que certains clients ont toujours peur qu'on les considère comme des moins que rien. Même dans les hôpitaux ils se sont souvent fait rabrouer... ils sont sur la défensive.

«Je me dis qu'ils ont des problèmes, des problèmes plus importants que les miens... alors, j'essaie de comprendre, de me mettre à leur place. Quand je ne peux rien faire, je leur demande de patienter. Nous travaillons en équipe ; lorsque des situations dépassent notre compétence, nous recommandons ces personnes à des organismes spécialisés qui peuvent leur venir en aide à plus long terme.

«Il n'y a pas deux personnes pareilles et je ne pense pas être capable de tout accepter ni de pouvoir aider tous les patients. Par exemple, celui qui refusait la transfusion sanguine, on a réussi à l'aider autrement, même si on doit s'avouer que son refus allait contre nos principes et que cela nous choquait un peu. Le médecin lui a prescrit des médicaments et on lui a fait des recommandations pour l'aider.»

Le témoignage de Suzanne illustre la possibilité pour l'infirmière d'avoir une attitude respectueuse envers les personnes dont les valeurs sont éloignées des siennes si elle accepte de voir la personne plutôt que le problème, d'avoir une vision plus globale et de se référer aux principes énoncés plus haut.

critique le moindrement prolongé de la part de l'aidante. C'est pourquoi l'infirmière compétente doit s'interroger sur les valeurs exprimées par son client et déterminer lesquelles ils ont en commun et lesquelles sont aux antipodes. En prenant conscience de ses sentiments et de ses conflits intérieurs, l'infirmière parviendra à accepter ses limites.

Malgré tout, il se peut que l'infirmière n'arrive pas à accepter son client avec toutes ses facettes et qu'elle rencontre certaines limites personnelles bien légitimes. Par exemple, une aidante qui aurait vécu des expériences pénibles dans sa famille à

TABLEAU 7	
Exemples d'attitudes et de comportements respectueux	
ATTITUDES DE RESPECT	**EXEMPLES**
Voir le client comme un être humain unique	– Appeler le client par son nom. – Utiliser le tutoiement avec discernement. – Respecter l'intimité des clients : tirer les rideaux lors d'un traitement ou d'un entretien (collecte de données, relation d'aide) ; frapper avant d'entrer dans la chambre d'un client. – Donner des explications avant d'administrer un traitement. – Tenir compte des besoins spécifiques et des particularités (par exemple : surdité ou cécité partielle ou totale).
Voir le client comme un être humain différent de soi	– Déterminer les valeurs en conflit et en tenir compte dans ses interventions. – Être authentique.
Reconnaître que le client possède un potentiel de croissance	– Ne pas infantiliser les clients (particulièrement les clients âgés, les personnes qui nous semblent plus démunies ou les clients psychiatriques). – Éviter de proposer des solutions toutes faites. – Aider le client à trouver et à utiliser ses propres ressources.
Reconnaître que le client possède une liberté de choix	– Demander au client son avis.
Reconnaître que le client possède la capacité de résoudre ses problèmes	– Aider le client à trouver lui-même une solution qui lui convient. – NE PAS JUGER. – Essayer de comprendre si le client présente des réticences à collaborer.

Suite en page suivante ➡

TABLEAU 7 Exemples d'attitudes et de comportements respectueux (suite)	
ATTITUDES DE RESPECT	**EXEMPLES**
Se soucier du bien-être du client	– Éviter le bruit, de parler trop fort (la nuit, par exemple). – Être présente (écouter, être empathique). – Répondre aux questions du client de façon aussi précise que possible.
Respecter le secret professionnel	– Éviter de parler du client dans un endroit achalandé (au poste des infirmières, par exemple). – Ne pas divulguer des renseignements concernant le client en dehors de l'équipe de soins.

cause d'un parent alcoolique pourrait trouver difficile d'être respectueuse et empathique à l'endroit d'un client alcoolique. Si cette relation devient inconfortable, il se peut qu'elle doive y mettre fin prématurément et référer ce client à un autre intervenant.

Consulter une personne extérieure au conflit peut aider la personne aidante à surmonter une difficulté qu'elle aurait difficilement pu résoudre toute seule. En ce sens, la supervision par une infirmière expérimentée ou encore l'entraide entre infirmières d'une même équipe sont des ressources quasi indispensables pour déceler la source du conflit.

Pour maintenir et intégrer dans notre pratique quotidienne une véritable attitude de respect envers les clients, il faut d'abord faire preuve d'honnêteté face à nous-même et apprendre à reconnaître les situations d'aide où il est facile d'être respectueuse, mais aussi celles où l'acceptation de l'autre s'avère plus difficile. Paradoxalement, le respect d'autrui n'est possible que si l'on se respecte d'abord soi-même.

2. ACTUALISATION DE SOI ET RESPECT

Se respecter soi-même, c'est se **considérer** comme une **personne** unique, capable de se développer, capable de prendre des décisions adéquates qui répondent le mieux à ses besoins. Se respecter, c'est d'abord s'écouter, se connaître et s'accepter tel qu'on est.

D'une certaine façon, plus on prend conscience de ses capacités et de ses ressources, plus on demeure à l'écoute de soi-même et de ses émotions, plus on permet aux autres d'être à l'écoute d'eux-mêmes et de grandir.

Suggestions de réflexions

– Suis-je capable de m'accepter comme je suis ?

– Suis-je capable de reconnaître mes forces et d'en être fière ?

– Suis-je capable de considérer les choses que je découvre et que je voudrais apprendre comme une occasion de me développer et de grandir ?

– En quoi suis-je unique ?

– Pour quelles raisons les autres doivent-ils me respecter ?

– Présentement, quelle est l'aspect de moi-même que je voudrais le plus développer ?

3. RÉFÉRENCES

CHALIFOUR, J. 1999. *L'intervention thérapeutique. Vol. 1: Les fondements existentiels-humanistes de la relation d'aide*, Montréal, Gaëtan Morin éditeur.

EGAN, G. 2005 [1987]. *Communication dans la relation d'aide*, Montréal, Les éditions HRW ltée.

ORDRE DES INFIRMIÈRES ET INFIRMIERS DU QUÉBEC (OIIQ). 2003. *Code de déontologie des infirmières et infirmiers*, Québec, Éditeur Officiel.

PELLETIER, D. 1987. *Ces îles en nous. Propos sur l'intimité*, Montréal, Québec/Amérique.

ROGERS, C. 1972. *Le développement de la personne*, Paris, Dunod.

SERVAN-SCHREIBER, D. 2003. *Guérir le stress, l'anxiété et la dépression sans médicaments ni psychanalyse*, Paris, Robert Laffont, coll. «Réponses».

4. EXERCICES SUR LE RESPECT

 EXERCICE 1

Les comportements respectueux

Indique si ces comportements sont respectueux ou non et explique brièvement le principe en cause. Par exemple : ce comportement est respectueux parce qu'il tient compte du besoin d'intimité du client.

1) Trois infirmières travaillent de nuit. Tout est tranquille et elles en profitent pour rédiger leurs notes aux dossiers. L'une d'elles raconte une histoire drôle. Elles rient et parlent fort.

_____

2) Sophie tutoie indifféremment tous les clients.

_____

3) Josée frappe à la porte avant d'entrer dans la chambre de Mme Bertrand. Elle s'approche et dit : « Bonjour, Madame Bertrand, comment allez-vous ce matin ? »

_____

4) Luce aime bien taquiner ses clients. Elle dit à Mme Lortie, soixante-quinze ans, qui a la larme à l'œil et qui refuse de faire sa toilette : « Allez, allez ! Pas de petits caprices ! La vie est belle et il fait un soleil radieux aujourd'hui. Il faut prendre la vie du bon côté. »

_____

5) Mme Joly raconte à l'infirmière que les visites de sa famille se font de plus en plus rares. Louise répond : « Dites-leur que vous vous ennuyez et, vous verrez, ils comprendront. »

_____

6) Pierre se prépare à donner une injection intramusculaire à un client. Il a tiré les rideaux et il lui explique les raisons de cette injection.

_____

7) Une infirmière dit, en parlant d'un client qui a été hospitalisé plusieurs fois en psychiatrie : « Ça ne sert à rien de se donner tant de mal. Il n'y a rien à faire avec lui. »

_____

EXERCICE 2

La p'tite madame...

Dans un petit groupe de trois ou quatre étudiantes, chacune rédige plusieurs interventions qui seraient irrespectueuses envers les clients. Par exemple : « La p'tite madame a fait sa toilette ce matin ? » ou « Secouez-vous un peu ! »

_____

_____

_____

_____

Partagez ces exemples et dites en quoi ces propos seraient irrespectueux.

EXERCICE 3

Mes expériences personnelles de respect

1) Au cours des dernières semaines, une personne m'a traitée avec respect quand elle a dit ou fait : _____

Je me suis sentie : ☐ rassurée   ☐ valorisée   ☐ considérée   ☐ contente   ☐ surprise

Autre : _____

Ma réaction a été (ce que j'ai dit ou fait) :

_____

2) Au cours des dernières semaines, une personne m'a manqué de respect lorsqu'elle a dit ou fait : _____

Je me suis sentie : ☐ triste   ☐ en colère   ☐ dévalorisée   ☐ rejetée   ☐ évaluée

Autre : _____

Ma réaction a été (ce que j'ai dit ou fait) :

EXERCICE 4

Mes valeurs personnelles

Dresse une liste (la plus longue possible) de toutes les choses qui ont de la valeur pour toi dans la vie et classe-les en fonction de l'importance que tu leur accordes (1 étant la plus faible cote et 5 la plus élevée). Reporte-toi au Tableau 6 (page 135) pour t'inspirer d'une liste de valeurs.

	1	2	3	4	5
_____	☐	☐	☐	☐	☐
_____	☐	☐	☐	☐	☐
_____	☐	☐	☐	☐	☐
_____	☐	☐	☐	☐	☐
_____	☐	☐	☐	☐	☐
_____	☐	☐	☐	☐	☐
_____	☐	☐	☐	☐	☐
_____	☐	☐	☐	☐	☐
_____	☐	☐	☐	☐	☐
_____	☐	☐	☐	☐	☐
_____	☐	☐	☐	☐	☐
_____	☐	☐	☐	☐	☐
_____	☐	☐	☐	☐	☐
_____	☐	☐	☐	☐	☐
_____	☐	☐	☐	☐	☐
_____	☐	☐	☐	☐	☐
_____	☐	☐	☐	☐	☐
_____	☐	☐	☐	☐	☐
_____	☐	☐	☐	☐	☐
_____	☐	☐	☐	☐	☐
_____	☐	☐	☐	☐	☐
_____	☐	☐	☐	☐	☐

Suite en page suivante ➡

EXERCICE 4

Mes valeurs personnelles (suite)

Fais une liste (la plus longue possible) de toutes les choses que tu n'aimes pas dans la vie ou avec lesquelles tu es en désaccord (activités, opinions, comportements, croyances, etc.) et classe-les sur une échelle de 1 à 5, en fonction de l'intensité de ton opposition (1 correspondant à ce que tu n'aimes pas beaucoup et 5, à ce que tu détestes le plus).

	1	2	3	4	5
_____	☐	☐	☐	☐	☐
_____	☐	☐	☐	☐	☐
_____	☐	☐	☐	☐	☐
_____	☐	☐	☐	☐	☐
_____	☐	☐	☐	☐	☐
_____	☐	☐	☐	☐	☐
_____	☐	☐	☐	☐	☐
_____	☐	☐	☐	☐	☐
_____	☐	☐	☐	☐	☐
_____	☐	☐	☐	☐	☐
_____	☐	☐	☐	☐	☐
_____	☐	☐	☐	☐	☐
_____	☐	☐	☐	☐	☐
_____	☐	☐	☐	☐	☐
_____	☐	☐	☐	☐	☐
_____	☐	☐	☐	☐	☐
_____	☐	☐	☐	☐	☐
_____	☐	☐	☐	☐	☐
_____	☐	☐	☐	☐	☐
_____	☐	☐	☐	☐	☐
_____	☐	☐	☐	☐	☐

EXERCICE 5

Déterminer les valeurs du client

À partir des énoncés, détermine la valeur du client (ce qui semble important pour lui) et indique une valeur personnelle (ce qui est important pour toi) en lien avec la situation. Que pourrais-tu dire ou faire pour demeurer respectueuse ?

1) Un client cardiaque attend pour passer un électrocardiogramme. Il demande s'il y a un endroit où il pourrait fumer. Devant ton étonnement, il dit : « Il n'y a pas de mal à se faire du bien. »

   Valeur du client : _____

   Valeur personnelle : _____

   Ce que je dis ou je fais : _____

2) Un enfant de trois ans doit être hospitalisé pour traiter une pneumonie, mais tu as remarqué plusieurs ecchymoses sur les membres de l'enfant. La mère admet frapper son fils de temps à autre : « Je le regrette après coup, je sais que je suis impatiente. Mais il ne m'écoute pas. Les enfants doivent obéir à leurs parents. Il faut de la discipline. »

   Valeur du client : _____

   Valeur personnelle : _____

   Ce que je dis ou je fais : _____

3) Une jeune fille de vingt-quatre ans vient d'apprendre qu'elle est séropositive. Elle pleure et affirme que le médecin et l'infirmière qui l'ont examinée lui ont fait sentir que c'était sa faute. « Pourquoi me juger ainsi ? C'est injuste, car je ne sais pas comment cela a pu arriver. On dirait qu'ils ne m'ont pas crue. »

   Valeur du client : _____

   Valeur personnelle : _____

   Ce que je dis ou je fais : _____

Suite en page suivante ▬▬▬▶

EXERCICE 5

Déterminer les valeurs du client (suite)

4) Un homme de soixante-dix ans est installé sur une civière dans le corridor de l'urgence. Sa femme est venue au poste des infirmières une dizaine de fois pour demander de lui trouver une chambre. Elle menace de porter plainte à la direction.

Valeur du client : _____

Valeur personnelle : _____

Ce que je dis ou je fais : _____

5) Le petit voisin s'est blessé sur un clou rouillé. Cet enfant n'a reçu aucun vaccin depuis sa naissance, car les parents s'y opposent. Tu recommandes à son père d'aller à l'urgence pour que son fils reçoive le traitement approprié (immunoglobulines antitétaniques). Il répond qu'il préfère les médecines douces et naturelles.

Valeur du client : _____

Valeur personnelle : _____

Ce que je dis ou je fais : _____

EXERCICE 6

Expériences personnelles en milieu clinique

Relate quelques expériences vécues, en milieu clinique, où les valeurs du client étaient différentes des tiennes, ce qui a entraîné un conflit de valeurs.

Situation 1

_____

_____

_____

Suite en page suivante ➡

EXERCICE 6

Expériences personnelles en milieu clinique (suite)

Valeurs du client en cause : _____

Valeurs personnelles : _____

Quelle a été ta réaction ? _____

Quelle conclusion tires-tu de cette expérience ? _____

Situation 2

_____

_____

_____

_____

Valeurs du client en cause : _____

Valeurs personnelles : _____

Quelle a été ta réaction ? _____

Quelle conclusion tires-tu de cette expérience ? _____

Situation 3

_____

_____

_____

_____

Valeurs du client en cause : _____

Valeurs personnelles : _____

Quelle a été ta réaction ? _____

Quelle conclusion tires-tu de cette expérience ? _____

Chapitre 7

L'authenticité

UN UNIVERSITAIRE DANS LA CINQUANTAINE, HABITUELLEMENT SÛR DE lui, capable de s'affirmer et de défendre ses droits décrivait récemment son séjour dans une urgence d'hôpital : «J'étais installé sur une civière dans le corridor. J'étais inconfortable, mais surtout complètement ahuri et perdu. Je pensais que j'allais mourir, tout seul, sans même savoir ce qui m'arrivait. Jusqu'à ce qu'une infirmière s'arrête et me dise : "Oh! je sais que vous n'êtes pas bien à votre aise ici ; je fais tout ce que je peux pour vous trouver un lit. Nous avons beaucoup de travail, mais je vais revenir dès que

Jamais les fleurs du temps d'aimer n'ont poussé dans un cœur fermé.

La nuit, le jour, l'été, l'hiver, il faut dormir le cœur ouvert.

GILLES VIGNEAULT

possible." J'ai aussitôt été un peu plus rassuré. Elle n'a rien fait pour améliorer ma condition physique, m'aider à changer de position par exemple, mais je l'ai trouvée honnête et j'ai patienté. »

La personne qui consulte un professionnel aime bien être traitée humainement. Nous entendons souvent les gens dire : « J'aime bien ce médecin, il nous met à l'aise » ou « J'ai une infirmière extraordinaire, elle est compétente et chaleureuse ». Une attitude froide, dominatrice ou impersonnelle intensifie l'anxiété déjà présente chez le client et le rend encore plus vulnérable. Il s'installe alors entre le soignant et lui une distance psychologique, voire un climat de méfiance, bien peu favorable à l'efficacité des soins.

Une attitude stéréotypée n'inspire pas davantage confiance. Nous avons tendance à nous faire une image très figée et souvent peu flatteuse de certains professionnels – le médecin, l'infirmière, l'avocat, l'enseignant, le chercheur ou l'homme d'affaires : chacun possède ses particularités et ses défauts. Par exemple, on se représente souvent l'infirmière en matrone terrorisante ou en jeune beauté aguichante. Pourtant, les types de personnalité ne sont pas décernés en même temps que le diplôme.

> *Certaines infirmières ont un éternel sourire, d'autres chantonnent continuellement et d'autres répondent automatiquement à toutes les questions des patients sur leur médication en leur disant : « Oh ! cela vous fera du bien. » Les manières de chevet semblent être quelque chose qui colle à la peau de l'infirmière dès qu'elle endosse l'uniforme.* (Jourard, 1974 : 188)

Même si elles ont été écrites il y a plus de trente ans, ces remarques sont encore d'actualité. Il subsiste encore certains préjugés qui font de l'infirmière une personne souriante, serviable et dotée de nerfs d'acier, plus ou moins insensible, pouvant faire un pansement sans broncher. Et, si les temps ont changé, il n'en reste pas moins que beaucoup d'infirmières semblent coupées de leurs émotions. Ces comportements sont courants et se développent le plus souvent dans des situations anxiogènes. Il s'agit en réalité d'une façade ou encore d'une sorte d'armure que chacune se crée pour réduire son anxiété. « Cette armure sert effectivement à cacher le moi réel de la personne, à ses propres yeux et aux yeux des autres… elle sert à bloquer la spontanéité chez l'individu pour le protéger de toute blessure venant de l'extérieur» (Jourard, 1974 : 188).

Être en relation d'aide suppose un engagement personnel et tout engagement à l'égard d'autrui présente une part de risque : peur d'être rejetée ou de se sentir diminuée, peur d'être critiquée ou peur de se tromper. C'est pourquoi nous ressentons inconsciemment le besoin de nous protéger en adoptant une attitude détachée ou dominatrice.

Accepter d'être soi-même dans nos relations interpersonnelles et particulièrement dans nos relations avec nos patients nous rend plus vulnérables, sans doute, mais plus vraies et plus humaines. Nous nous ouvrons à des possibilités nouvelles et nous courons la chance de vivre des expériences enrichissantes. L'infirmière-aidante ne doit pas se limiter à un rôle d'observatrice, mais doit plutôt s'efforcer d'accompagner le client. Elle devient son alliée, sa partenaire thérapeutique en quelque sorte.

Mais voyons plus en détail en quoi consiste cette attitude fondamentale de la relation d'aide qu'est l'authenticité.

1. LA DÉFINITION DE L'AUTHENTICITÉ

L'authenticité est un concept associé à la vérité, à la crédibilité et à l'honnêteté. Selon *Le Petit Robert*, une attitude authentique est celle «qui exprime une vérité profonde de l'individu et non des habitudes superficielles, des conventions». Être soi-même, sincère, juste, naturelle et vraie, voilà ce qui caractérise une personne authentique. «L'authenticité fait appel à la conscience de soi : l'aidant a conscience de ses sentiments ; il est capable de les vivre, de les assumer et de les communiquer si cela favorise la relation d'aide» (Rogers, cité dans Egan, 1987 : 69).

Mais Rogers utilise aussi le terme «congruence», qu'il définit comme un accord entre l'expérience, la conscience et la communication. Nous retrouvons ici les trois éléments qui, d'un point de vue humaniste, sont liés à toute expérience humaine : l'expérience, le sentiment et le comportement.

–   L'*expérience* correspond à la signification particulière qu'une personne attribue à une situation vécue. C'est ce qui se passe dans sa vie, ce qui lui arrive. C'est également ce que chaque chose dans le monde signifie pour elle.

–   La personne perçoit les *sentiments* engendrés par cette expérience ou situation précise. Elle en a conscience ; elle les accepte.

–   Le *comportement* (la communication étant un comportement) est en accord avec les sentiments éprouvés. La personne communique ou exprime ses sentiments en toute lucidité. Cette communication peut être verbale ou gestuelle (on peut aussi communiquer par le retrait ou par le silence).

L'authenticité résulte donc d'un accord interne entre ce qu'une personne perçoit, pense ou ressent et ce qu'elle communique. Pour que la relation infirmière-client puisse se développer de manière significative, l'infirmière doit accorder ce qu'elle vit intérieurement avec ce qu'elle dit et fait.

2. LES EFFETS D'UNE ATTITUDE AUTHENTIQUE

Une attitude authentique favorise la création d'un climat de confiance. Satir (2003) nous dit qu'une personne congruente ou authentique est investie d'un pouvoir indiscutable. Cette personne est vraie, elle inspire confiance et les relations qu'elle établit avec son entourage se développent dans la confiance.

La réciprocité

Vous avez certainement déjà rencontré des personnes qui semblaient fausses ou qui adoptaient des manières doucereuses ou affectées. Nous ne sommes pas tentées d'entrer en relation ni même d'engager ou de poursuivre la conversation dans ces circonstances. Nous ressentons un malaise, nous avons l'impression qu'il y a quelque chose qui cloche.

Par ailleurs, une personne franche et naturelle nous permet d'être nous-même authentique. Presque invariablement, la sincérité invite à la sincérité. Dans le cadre d'une relation d'aide, si la personne aidante est authentique et ouverte, le client sera disposé à s'ouvrir lui aussi ; il exprimera ses sentiments avec plus de liberté. Saint-Arnaud affirme que «plus l'environnement social dans lequel vit une personne sera composé de personnes authentiques, plus le processus de croissance de cette personne sera facilité» (2004 : 77).

Le respect

Exprimer ses sentiments à une autre personne est une marque de respect. C'est la juger digne de partager notre point de vue et la considérer comme capable de nous écouter et de nous comprendre. C'est lui offrir quelque chose de précieux puisque nous lui révélons un peu de notre personne. Cette attitude est perçue par autrui comme sécurisante.

La clarté de la communication

Une attitude authentique facilite aussi la compréhension puisque le message est émis clairement et sans ambiguïté. L'expression non verbale renforce le message verbal et la communication devient plus limpide.

3. LES ATTITUDES AUTHENTIQUES

L'ouverture à soi et l'ouverture de soi sont deux attitudes fondamentales liées à l'authenticité. Il faut apprendre à se regarder soi-même avant de s'ouvrir à l'autre. Une conscience plus aiguisée de nos réactions et sentiments nous permet de nous ouvrir aux autres en toute lucidité.

L'ouverture à soi

Prendre conscience des sentiments que nous vivons dans nos relations avec nos clients est une règle incontournable. En effet, si nos sentiments à l'égard d'une personne s'avèrent confus ou ambigus, il y a fort à parier que nous aurons de la difficulté à faire preuve d'écoute empathique.

Prenons l'exemple d'une cliente hospitalisée qui réclame l'infirmière plusieurs fois dans un court laps de temps. Mme Francœur ne semble jamais tout à fait contente. Tantôt, elle veut un verre d'eau, tantôt une couverture, puis elle réclame de la lecture et s'inquiète d'une rougeur qu'elle a découvert sur son coude. Il est fort possible que l'infirmière devienne très impatiente. Il se peut qu'elle avoue à ses compagnes de travail : « Encore elle ! Quelle fatigante ! Elle n'arrête pas de sonner pour des riens. »

L'infirmière est peut-être plus ou moins consciente de ses sentiments. Elle peut ignorer sa colère et répondre une fois de plus à la demande de Mme Francœur. Mais il est probable qu'elle lui communique son impatience de façon non verbale, soit par le ton de sa voix ou par des gestes brusques. Et la cliente continuera de réclamer sa présence et l'infirmière terminera sa journée, déçue et probablement très fatiguée. Elle peut aussi faire semblant de ne pas entendre l'appel. Et la cliente de se plaindre encore davantage : « Il n'y a pas de service ici. Il n'y a pas moyen de voir une infirmière. » La situation risque alors d'atteindre un point de non-retour.

Mais si l'infirmière prend quelques minutes pour reconnaître son impatience ou sa colère (« oui, c'est vrai, je suis excédée ») et pour se demander comment elle se comportera avec cette malade, il y a des chances qu'elle se sente un peu libérée de cette émotion et qu'elle solutionne ce conflit.

L'ouverture de soi

Dans la situation précédente, l'impatience de l'infirmière était légitime. Cette cliente communiquait toutefois quelque chose et l'infirmière aurait dû tenter de décoder ce message, de comprendre l'expérience vécue par Mme Francœur. L'infirmière aurait dû d'abord vérifier ses perceptions afin d'explorer par la suite avec cette cliente ce qui la rendait nerveuse ou anxieuse.

TABLEAU 8 Exemples d'états émotionnels			
Abandonné	Défensive (sur la)	Heureux	Préoccupé
Accablé	Dégoûté	Honteux	Puissant
Adéquat	Déprimé	Humilié	Réconforté
Affectueux	Désespéré	Impuissant	Rempli d'espoir
Affligé	Désolé	Indifférent	Repentant
Affolé	Désorienté	Insécure	Repoussant
Agacé	Détaché	Intimidé	Repoussé
Agressé	Diminué	Jaloux	Respecté
Agressif	Effrayé	Jugé	Ridicule
À l'aise	Embarrassé	Lésé	Satisfait
Aimé	En colère	Libre	Seul
Angoissé	Encouragé	Malheureux	Soucieux
Anxieux	Ennuyé	Manipulé	Soulagé
Apaisé	Enragé	Méfiant	Sûr de soi
Apprécié	Enthousiaste	Menacé	Terrifié
Atterré	Évalué	Méprisé	Tourmenté
Attiré	Exaspéré	Négligé	Trahi
Berné	Excité	Nerveux	Triste
Blessé	Fatigué de	Nostalgique	Troublé
Bouleversé	Fier de soi	Obligé	Utile
Bousculé	Flatté	Oublié	Utilisé
Calme	Fragile	Paniqué	Vaincu
Confiant	Furieux	Petit	Valorisé
Confus	Gêné	Peur	Vidé
Contrarié	Haineux	Piégé	Vulnérable
Déçu	Harcelé	Plein de remords	

L'infirmière peut-elle exprimer clairement à sa cliente comment elle se sent? C'est une question de jugement. Cela est indiqué si elle croit qu'une telle intervention peut aider sa cliente, *si cela favorise la relation d'aide*. L'infirmière peut certainement dire à Mme Francœur, sans la blesser: «Je suis un peu découragée, j'ai l'impression que vous êtes insatisfaite. J'aimerais que vous me disiez ce qui ne va pas.» Par ailleurs, il serait bien maladroit de dire: «Écoutez, je suis impatiente, cessez de sonner!» Une personne aidante peut être authentique tout en agissant avec tact et respect.

Paterson et Zderad (1988) nous rappellent que la frustration, le découragement, la colère, la solitude et la souffrance sont des sentiments vécus par les infirmières, tout autant que la tendresse, le courage, la confiance, la joie ou l'espoir. On peut ressentir toute une gamme d'émotions avec plus ou moins d'intensité.

4. COMMENT SE MONTRER AUTHENTIQUE ET RESPECTUEUSE

Comme nous l'avons vu au chapitre traitant du respect, nos valeurs se traduisent dans nos comportements. Il en est de même pour l'authenticité. Il revient à la personne aidante de choisir le mode d'intervention verbal et non verbal le plus approprié. Certains auteurs proposent quelques comportements qu'on peut adopter pour communiquer de manière authentique et respectueuse avec notre entourage et nos clients. L'authenticité se manifeste par:

– la spontanéité;

– la cohérence;

– la capacité de s'affirmer dans le respect de l'autre sans surestimer son rôle;

– la révélation de soi;

– l'absence de comportements défensifs.

La spontanéité

La relation d'aide est avant tout une communication privilégiée entre deux personnes qui se font mutuellement confiance. Les techniques apprises doivent faciliter l'écoute (vérification de perception, exploration des sentiments, reflet ou reformulation, ouverture de soi), mais ne doivent pas être utilisées de manière stéréotypée. Les techniques ne suffisent pas. De plus, le client trouvera agaçant de percevoir continuellement «la technique» dans le discours de l'aidante, ce qui pourrait entraver le bon déroulement de la relation d'aide.

Avec le temps, l'expérience et le respect des principes clés de la relation d'aide, l'infirmière arrivera à développer son propre style de communication. Des incertitudes comme «Qu'est-ce que je vais dire maintenant?» ou «Comment poser la bonne question?» ne viendront pas toujours la hanter. L'aisance vient avec la pratique et la réflexion critique. Une maladresse peut toujours être corrigée et il vaut parfois mieux être spontanée, quitte à se réajuster ultérieurement, que de répéter des phrases toutes faites. On apprendra avec le temps à se fier à l'intuition: tel mot ou telle phrase sembleront judicieux, mais non pas telle autre pensée. La réaction du client confirmera la pertinence de l'intervention.

La cohérence

L'infirmière est authentique lorsqu'il n'y a pas de discordance entre ses sentiments et son comportement ni entre ses pensées et ses paroles. Une telle discordance se reconnaît facilement à l'attitude non verbale et les clients y sont particulièrement sensibles.

Avoir un minimum de cohérence, c'est ne pas dire le contraire de ce que l'on pense ou ressent. Le témoignage de Josée en page suivante révèle que:

–   la relation de confiance avec l'infirmière est importante: «Gaëtane me connaît»;

–   la relation de confiance est basée sur le respect que l'infirmière témoigne à Josée: celle-ci se méfie d'une «infirmière pressée qui la regarde à peine»;

- l'écoute est importante : Josée devient plus anxieuse lorsque l'infirmière «choisit le site de l'injection sans tenir compte de ses préférences»;

- Josée est sensible à l'honnêteté, à l'authenticité de Gaëtane qui reconnaissait sa crainte de ne pas réussir.

Exemple de cohérence

Josée, vingt-cinq ans, est atteinte de la maladie de Hodgkin. Elle parle de son expérience avec la chimiothérapie.

«J'accepte les effets secondaires de la chimio : les nausées et les vomissements pendant de longues heures, la perte de mes cheveux, etc. Ce que je trouve le plus difficile, c'est de me présenter à mes traitements. Je suis toujours angoissée parce que j'ai de très petites veines et qu'on doit me piquer plusieurs fois. Je suis angoissée tant que je n'ai pas vu l'infirmière qui va installer mon soluté. Quand c'est Gaëtane, je suis soulagée... parce qu'elle me connaît.

«Quand c'est une nouvelle infirmière qui semble pressée, qui me regarde à peine et qui me pique sans écouter ce que je lui dis, je deviens tendue et tout va mal.

«Un jour, j'ai demandé à une infirmière : "Je préférerais que vous piquiez mon bras gauche et cette veine-ci, c'est plus facile." Elle me répondit : "Ne t'en fais pas, je suis capable d'installer des solutés." Je ne l'avais jamais vue auparavant et elle a choisi le site de l'injection sans tenir compte de ma demande. Je suis devenue stressée et, après plusieurs tentatives, elle a dû aller chercher une autre infirmière.

«Je préférerais une infirmière qui m'avouerait : "J'ai peur de ne pas réussir du premier coup, tu as de bien petites veines." Je me sentirais plus en confiance si elle se montrait honnête, franche. Même si elle devait me piquer plusieurs fois, je serais plus calme. Me croiriez-vous si je vous disais que je ressens moins d'effets secondaires lorsque mon traitement s'est bien passé?»

L'affirmation de soi

S'affirmer, c'est pouvoir communiquer ses besoins, ses intentions ou ses sentiments à une autre personne tout en la respectant. Faire une demande ou exprimer un sentiment agréable ou positif se fait généralement assez facilement. Mais la démarche est plus délicate lorsqu'il s'agit de dire à une autre personne ce que nous n'aimons pas ou n'acceptons pas de son attitude ou de son comportement. L'affirmation de soi n'est pas synonyme d'agressivité ; il y a moyen de s'affirmer sans porter d'accusation ou de jugement destructeur.

L'aidant peut :

> *communiquer à l'aidé des sentiments et impressions person-*
> *nels vécus dans le moment présent, à condition bien sûr, que*
> *cette communication soit de nature à favoriser la démarche*
> *de l'aidé. Ne pas exprimer un sentiment qui accablerait*
> *davantage autrui, n'est évidemment pas un manque*
> *d'authenticité, mais un geste de délicatesse et de respect.*
> (Hétu, 1982 : 129)

Il serait peu pertinent de dire, par exemple : « Vous faites pitié » ou « Vous m'êtes antipathique ». Lazure rappelle que l'infirmière doit être « capable de s'affirmer en tant que professionnelle, quand elle en ressent le besoin pour elle-même et pour ses clients » (1987 : 131).

L'utilisation du « je »

Les spécialistes de la communication interpersonnelle ont remarqué que, lorsqu'une personne parle de sa réaction, de ses perceptions ou de ses sentiments en lien avec le comportement de l'autre, elle se montre généralement respectueuse. Quand nous disons « je », nous n'accusons pas l'autre personne, nous prenons la responsabilité de nos propres sentiments et réactions et nous ne plaçons pas la personne concernée en position de défense ou d'affrontement.

Par exemple, l'infirmière accuse le client lorsqu'elle dit : « Vous changez sans cesse de sujet » ou « Vous avez mauvais caractère ». L'infirmière s'affirme, tout en respectant le client, quand elle dit : « J'aimerais que nous revenions à ce qui vous inquiète » ou « Je trouve difficile de vous voir en colère contre moi ».

Il arrive que des aidantes novices laissent dévier la conversation à un tel point que l'entrevue se transforme en conversation amicale. Il est parfois nécessaire de ramener les échanges sur le sujet principal, de rappeler au client le but des entrevues : «Je pense que nous avons assez parlé de moi, pour le moment, revenons à ce qui vous préoccupe. »

Aussi, l'infirmière n'a pas à accepter certaines remarques désobligeantes ou des comportements déplacés de la part des clients. Elle peut, dans ces circonstances, exprimer clairement son désaccord : «Je n'aime pas que vous m'appeliez chérie. Appelez-moi Nathalie» ou «Je me sens mal à l'aise quand vous faites des blagues à propos des infirmières».

S'affirmer sans surestimer son rôle

La relation aidante est une relation professionnelle. Bien des étudiantes se sentent mal à l'aise d'entamer pour la première fois des discussions de niveau professionnel avec leurs clients et préféreraient une relation amicale, soit par manque d'assurance ou par crainte d'affirmer leur toute nouvelle compétence. Par ailleurs, l'inexpérience et le besoin de satisfaire aux exigences du cours incitent parfois certaines étudiantes à adopter une attitude directive et insistante. Si une relation professionnelle vise à aider le client à faire face à ses difficultés, elle a aussi comme objectif de respecter le rythme et l'autonomie du client. L'infirmière peut utiliser ses connaissances et ses habiletés sans pour autant adopter une attitude dominatrice et surestimer son rôle. Elle doit se rappeler que l'aide est plus efficace si elle se situe dans un climat de confiance et de réciprocité. Il est donc inutile d'imposer au client notre point de vue puisqu'il est, en définitive, l'expert de sa propre situation : il sait mieux que quiconque ce qui lui convient.

De plus, il faut parfois beaucoup d'humilité pour accepter nos limites, pour accepter le client comme une personne différente de nous et pour accepter le fait qu'on ne réussit pas toujours à l'aider autant que nous le souhaiterions. Certaines infirmières en veulent au client qui ne progresse pas dans le sens où elles l'entendent. Paul nous rappelle que «quelle que soit la qualité de mes attitudes aidantes, il existe des clients pour qui cela ne suffira jamais – ou qui ne ressentent tout simplement pas le besoin de ce type d'aide» (1984: 25-26).

C'est pourquoi il est important de réfléchir, d'établir nos attentes et nos besoins personnels dans nos relations aidantes. Nos objectifs manquent-ils de réalisme? Désirons-nous un changement à la place du client? Pouvons-nous respecter son rythme? Il s'agit de rechercher la collaboration et le partenariat plutôt que la dépendance.

La révélation de soi

Certains clients posent parfois des questions à l'infirmière sur sa vie personnelle: «Quel âge avez-vous? Êtes-vous mariée? Avez-vous des enfants? Demeurez-vous près d'ici?» C'est une façon d'entrer en contact ou de manifester de l'intérêt à son égard. La plupart des infirmières acceptent de répondre brièvement à ce genre de questions pourvu que cela demeure une sorte d'entrée en matière ou une façon de faire connaissance avec le client. Mais le professionnalisme de l'infirmière exige qu'elle ne s'écarte pas des objectifs de la relation d'aide et qu'elle évite les conversations à caractère social.

Cependant, il arrive que l'infirmière ressente le besoin de révéler quelque chose de personnel à son client à un moment particulier de la relation d'aide. Cela se produit surtout lorsque le client décrit une expérience qu'elle a déjà vécue elle-même (deuil, séparation, maladie). Une telle situation a pour effet de faire revivre intérieurement à l'aidante les émotions liées à cette expérience; elle n'est alors plus en mesure d'écouter. Le fait de dire quelques mots de cette expérience est utile pour les deux participants: cela aide l'infirmière à se libérer de cette émotion et permet au client de la considérer comme une personne humaine ayant vécu certaines difficultés. Il va sans dire qu'il faut éviter le piège qui consisterait à échanger les rôles, c'est-à-dire où la personne aidante deviendrait la personne aidée.

Les comportements défensifs

Une relation d'aide ne peut être poursuivie efficacement si l'une des deux personnes se sent prise au piège et obligée de se défendre. Voici quelques exemples de propos qui sont «sur la défensive»:

M. Petit	«Vous êtes une stagiaire, vous semblez bien jeune pour faire ce travail.»
Infirmière	«Je ne suis pas si jeune!»
Mme Rochon	«Vous avez l'air fatiguée ce matin.»
Infirmière	«Non, non, pas du tout, je suis en pleine forme, au contraire.»
Isabelle	«Ça ne donne rien. Vous ne pouvez pas m'aider.»
Infirmière	«J'ai pas mal d'expérience, vous savez» ou «Je ne peux pas vous aider si vous n'acceptez pas de me parler» ou «Je suis pourtant très appréciée des autres clients».

Les réponses des infirmières sont défensives. Quelles seraient de meilleures attitudes? L'infirmière pourrait par exemple exprimer au client ce qu'elle ressent:

–   À M. Petit: «Je suis assez jeune, il est vrai, mais j'aime bien mon travail.»

–   À Mme Rochon: «Je suis plutôt débordée ce matin et je trouve difficile de travailler dans ces conditions.»

–   À Isabelle: «Je suis déçue que vous ayez cette impression. J'aimerais que vous me disiez ce qui vous fait croire cela.»

L'infirmière doit s'efforcer d'aider le client à clarifier son message. Elle n'adoptera pas une attitude défensive si elle cherche à comprendre ce qu'il vit réellement. Elle peut utiliser ses habiletés d'écoute et d'empathie et vérifier ses perceptions. «Vous semblez inquiet, pouvez-vous me dire ce qui se passe?» ou «Vous semblez croire que ces rencontres sont inutiles...»

En étant consciente de ses émotions, l'aidante pourra éviter un comportement défensif et mobiliser ses ressources personnelles de manière constructive. L'infirmière devrait:

–   prendre conscience de l'émotion vécue au moment même ou l'incident se produit;

–   assumer ou accepter cette émotion: «Je suis vexée ou coincée; il me dit que je ne suis pas compétente»;

–   prendre un temps de réflexion. Parfois il suffit d'un silence (d'une grande respiration...) ou d'un temps d'arrêt pour se demander «Que vais-je faire?»;

–   intervenir avec discernement et respect.

Si tout se passe trop vite pour que l'infirmière ait le temps de réagir, il se peut que la meilleure chose à dire soit: «Je suis un peu prise au dépourvu. Nous en reparlerons plus tard, si vous le voulez bien.»

> *Une patiente était insatisfaite de l'équipe soignante. Elle recut le psychiatre demandé en consultation avec une «bordée d'injures», l'accusant de racisme. Celui-ci avoue avoir ressenti beaucoup de colère et avoir même songé à se venger.*
>
> *«Notant mon état intérieur, j'ai commencé par prendre deux grandes respirations... Une fois le calme revenu, j'ai pris une autre mesure de la situation. Je devais retourner dans sa chambre et lui dire: "Vous avez droit aux meilleurs soins qui existent... Je suis sincèrement navré si nous n'avons pas été à la hauteur. Si vous me le permettez, j'aimerais essayer de comprendre exactement ce qui s'est passé et en quoi nous vous avons déçue." Nous nous sommes quittés en excellents termes. Elle, confiante qu'on*

allait enfin s'occuper d'elle, et moi, content d'avoir pu faire mon travail de médecin. » (Servan-Schreiber, 2003 : 80-81)

Prendre du recul. Consulter une personne plus expérimentée au besoin afin d'examiner la situation et explorer les interventions possibles. Nous sommes généralement capables, après réflexion, de faire face à la situation de manière positive et aidante, soit en exprimant au client les émotions vécues, soit en explorant avec lui la situation. Les clients sont habituellement réceptifs lorsque nous parlons de nous-mêmes puisque nous leur permettons à ce moment d'être plus ouverts à leur propre expérience.

TABLEAU 9	
Attitudes et comportements authentiques	
ATTITUDES AUTHENTIQUES	**EXEMPLES**
Ouverture à soi (à son expérience, à ses émotions)	– je reconnais les sentiments vécus en lien avec mes expériences ; – je les accepte comme étant personnels et légitimes.
Ouverture de soi Accord entre l'expérience, les sentiments et la communication Affirmation de soi	– je communique au client ce que je ressens avec respect et discernement (si cela est aidant pour le client) ; – je partage quelque chose de moi-même si cela contribue à la relation d'aide ; – je suis moi-même (spontanée et naturelle) ; – je suis cohérente ; – j'emploie le « je » ; – je communique mes pensées, perceptions ou sentiments avec respect et sans agressivité ; – j'évite d'être sur la défensive dans mes relations avec les clients et dans mes échanges avec l'équipe de soins.

5. ACTUALISATION DE SOI ET AUTHENTICITÉ

L'authenticité est un outil de développement personnel. Quand on parle d'authenticité, on évoque la connaissance de soi. Savoir qui *je suis* peut sembler une entreprise hasardeuse. Il est difficile de se décrire soi-même et nous avons souvent l'impression de bien mal nous connaître.

Mais, il est possible de développer cette connaissance de soi-même peu à peu, jour après jour si nous écoutons ce qui se passe en nous. C'est un peu comme un voyage intérieur qui nous permet de faire des découvertes étonnantes et stimulantes.

Il suffit de s'arrêter, de s'interroger (qu'est-ce qui se passe actuellement en moi?) et d'attendre la réponse... tout en faisant confiance à notre sagesse intérieure.

Suggestions de réflexions:

– Ai-je tendance à dire ce que je pense?

– Est-ce que je peux m'affirmer tout en respectant les autres?

– Puis-je prendre un petit risque d'affirmation de soi, cette semaine?

6. RÉFÉRENCES

EGAN, G.D. 2005 [1987]. *Communication dans la relation d'aide*, Montréal, Les éditions HRW ltée.

HÉTU, J.-L. 1982. *La relation d'aide. Guide d'initiation et de perfectionnement*, Ottawa, Éditions du Méridien.

JOURARD, S.M. 1974. *La transparence de soi*, Sainte-Foy (Québec), Les éditions Saint-Yves inc.

LAZURE, H. 1987. *Vivre la relation d'aide. Approche théorique et pratique d'un critère de compétence de l'infirmière*, Montréal, Décarie éditeur inc.

PATERSON, J.G. et L. ZDERAD. 1988. *Humanistic Nursing*, New York, National League of Nursing.

PAUL, D. 1984. «La relation infirmière-client – Pivot de la santé mentale du client et de l'infirmière», *Nursing Québec*, vol. 5, n° 1, nov.-déc., p. 25-26.

SAINT-ARNAUD, Y. 2004 [1974]. *La personne humaine : développement personnel et relations interpersonnelles*, Montréal, Éditions de l'Homme.

SATIR, V. 2003 [1995]. *Thérapie du couple et de la famille*, 8e éd., Paris, Desclée de Brouwer.

SERVAN-SCHREIBER, D. 2003. *Guérir le stress, l'anxiété et la dépression sans médicaments ni psychanalyse*, Paris, Robert Laffont, coll. «Réponses».

7. EXERCICES POUR PRATIQUER L'AUTHENTICITÉ

Les exercices qui suivent ont pour but de t'aider à découvrir ta manière habituelle d'exprimer tes émotions. Les émotions s'expriment de manière directe ou indirecte par *des mots simples* («Je me sens bien» ou «Je suis fâchée»), par *des phrases ou des expressions imagées* («J'en ai jusqu'aux oreilles» ou «Je suis au septième ciel»), par *la description d'expériences* («Je sens qu'elle m'en veut» ou «Je sens que je me suis fait avoir») ou par *un comportement qui nous est dicté* («J'ai le goût de tout abandonner» ou «J'ai envie de lui dire ma façon de penser»).

On utilise généralement le terme *émotion* pour parler de la réaction immédiate à une expérience et qui provoque des effets physiologiques (pâleur, rougeur, accélération du pouls, sudation) et un comportement expressif (agitation, expressions faciales).

Le *sentiment* est un état plaisant ou déplaisant plus durable relié à une ou plusieurs expériences (sentiment d'abandon, de culpabilité, d'amour).

EXERCICE 1
L'ouverture à soi

Je m'arrête pour réfléchir aux émotions que je vis :

☐ très fréquemment ☐ habituellement ☐ rarement ☐ jamais

Si j'ai répondu rarement ou jamais, c'est que je trouve cela :

☐ difficile ☐ inutile ☐ perturbant ☐ autre : _____

Je peux exprimer mes émotions à des personnes proches : ☐ oui ☐ non

J'exprime surtout mes émotions en disant ou en faisant :

_____

_____

_____

_____

Suite en page suivante ➡

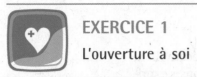

EXERCICE 1

L'ouverture à soi

Décris une situation récente où tu as exprimé tes émotions :

_____

_____

_____

_____

_____

Je peux exprimer mes émotions en présence de personnes moins connues ou moins proches, comme des compagnes de classe, des professeurs, des compagnons de travail ou des clients.

☐ oui   ☐ non   ☐ quelquefois

Décris une de ces situations :

_____

_____

_____

_____

_____

Quelle conclusion ai-je tirée de cette expérience ?

_____

_____

_____

_____

_____

_____

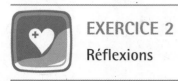

EXERCICE 2
Réflexions

Nous n'exprimons pas nos émotions de la même manière. Certaines émotions sont plus faciles à communiquer, d'autres le sont moins. De plus, certains facteurs entrent en ligne de compte : les personnes engagées, l'environnement, le temps, le lieu et le sujet (l'argent, la sexualité, etc.).

Quelles sont les émotions que j'exprime avec facilité ?

_____

_____

_____

_____

_____

Quelles sont les émotions que j'exprime avec plus de difficulté ?

_____

_____

_____

_____

_____

Y a-t-il des sujets plus difficiles à aborder ?

_____

_____

_____

_____

_____

_____

EXERCICE 3

Mes sentiments face au milieu hospitalier

Énumère les sentiments (mots, expressions imagées) qui te viennent à l'esprit en évoquant des situations en milieu clinique.

Comment me suis-je sentie lors de ma première journée de stage ?

_____

Face au milieu lui-même ?

_____

Face à mon premier client (ou face à un client en particulier) ?

_____

Face aux tâches à accomplir ?

_____

Nos sentiments et émotions se manifestent parfois par des sensations physiques agréables ou désagréables (maux de tête, nausées, sensations de chaleur ou de froid, maux de ventre, fatigue, palpitations, excitation, rougeur du visage, malaise vague, etc.). Indique quelles sensations physiques particulières se sont manifestées lors de tes premières expériences en milieu hospitalier et décris la situation.

_____

_____

_____

_____

_____

_____

_____

En petit groupe, partage ces réactions avec tes compagnes.

EXERCICE 4

Ma façon personnelle d'exprimer mes émotions

Détermine le ou les sentiments que la situation décrite provoque et formule ensuite une réponse authentique.

1) Une jeune fille de dix-sept ans, hospitalisée à la suite d'un accident de la route, semble souffrante et anxieuse. Tu proposes de procéder à une collecte de données plus complète. Elle te dit : « Je ne vois pas pourquoi je répondrais à toutes ces questions. Je vais bien et je ne veux qu'une chose, c'est qu'on me laisse en paix. »

   Je me sens :

   _____

   Je dis ou je fais :

   _____

2) Un homme de cinquante-cinq ans, à qui tu dois faire une ponction veineuse pour la première fois, te dit : « Vous êtes étudiante ? Je n'aime pas beaucoup me faire piquer par une débutante. Est-ce la première fois que vous faites une prise de sang ? »

   Je me sens :

   _____

   Je dis ou je fais :

   _____

3) Une cliente qui vient d'accoucher te dit : « J'ai vraiment eu de bons soins. Tu m'as tellement aidée pendant mon travail, je me sentais en sécurité. Je te remercie beaucoup. »

   Je me sens :

   _____

   Je dis ou je fais :

   _____

Suite en page suivante ⟹

EXERCICE 4
Ma façon personnelle d'exprimer mes émotions (suite)

4) Un jeune homme de vingt ans, un peu arrogant, hospitalisé pour une intervention chirurgicale mineure, lance : «Sais-tu que tu es très jolie toi ! Tu dois avoir pas mal de copains qui te tournent autour.» Il fait plusieurs blagues à caractère sexuel et amorce un geste plutôt déplacé.

Je me sens :

_____

Je dis ou je fais :

_____

5) Un homme dit à un infirmier : «C'est bizarre un gars "infirmière". C'est un travail de femme !»

Je me sens :

_____

Je dis ou je fais :

_____

6) Une femme de cinquante ans te questionne : «Qu'est-ce que vous faites ? J'ai sonné trois fois et personne ne m'a répondu. En plus, je vous entendais, tout à l'heure, rire et placoter au poste au lieu de vous occuper de vos patients. Vous savez que je ne peux pas me lever toute seule.»

Je me sens :

_____

Je dis ou je fais :

_____

7) Une cliente âgée te confie : «Cela me fait bien de la peine de te perdre. Tu m'as beaucoup aidée, tu connaissais toutes mes petites habitudes. Les autres font leur possible, mais toi, tu me comprenais. Je sais bien qu'il faut que tu prennes des vacances, mais je vais bien m'ennuyer.» Elle se met à pleurer.

Suite en page suivante ━━━▶

EXERCICE 4
Ma façon personnelle d'exprimer mes émotions (suite)

Je me sens :

_____

Je dis ou je fais :

_____

8) Tu as eu une discussion assez vive avec ton conjoint au déjeuner et tu es préoccupée. Tu entres dans la chambre d'une cliente et tu commences à l'aider à faire sa toilette quand elle te dit : «Vous n'avez pas l'air en forme ce matin. Vous qui êtes toujours de bonne humeur. Des petits tracas ?»

Je me sens :

_____

Je dis ou je fais :

_____

9) Une cliente hospitalisée plusieurs fois en psychiatrie à la suite d'un état dépressif te demande : «Mon mari me dit que je suis folle et qu'il va me quitter si je continue à faire des dépressions. Toi, penses-tu que je sois folle ?»

Je me sens :

_____

Je dis ou je fais :

_____

10) Une cliente, souffrant de troubles de la personnalité, te dit : «Tu es grosse, tu devrais suivre un régime !»

Je me sens :

_____

Je dis ou je fais :

_____

EXERCICE 5
Jeux de rôles

Ces situations peuvent servir de point de départ à des jeux de rôles. Formez une équipe de trois étudiantes où l'une joue le rôle du client et une deuxième celui de l'infirmière. Les situations doivent évidemment être enrichies et l'entretien peut se poursuivre pendant quelques minutes. La troisième étudiante est observatrice et facilitatrice. Une fois l'entretien terminé, elle invite les deux participantes à exprimer ce qu'elles ont ressenti au cours de l'exercice.

EXERCICE 6
Réflexions

Tes expériences de relation d'aide en tant qu'étudiante infirmière t'ont sans doute amenée à vivre des situations où tu t'es sentie relativement confortable et d'autres situations où tu n'étais pas aussi à l'aise. Pour chaque énoncé, indique si tu te sens à l'aise, un peu mal à l'aise ou carrément inconfortable.

Si je dois me présenter en tant qu'étudiante infirmière à un nouveau client et lui donner des soins physiques.

_____

Quand je procède à une collecte de données par entrevue.

_____

Quand je vois un client pleurer.

_____

Quand je perçois un signal d'inconfort physique chez un client et que je veux vérifier ma perception (par exemple : «Vous semblez souffrant...»).

_____

Devant une personne déprimée qui se déprécie beaucoup.

_____

Suite en page suivante ➡

EXERCICE 6
Réflexions (suite)

Quand je perçois un signal d'inconfort psychologique chez un client et que je voudrais vérifier ma perception (par exemple : «Vous semblez inquiet ou triste...»).

Si je dois explorer un aspect affectif d'une situation vécue par un client.

Si une personne parle de s'enlever la vie.

Devant un enfant très malade.

Face à une personne qui se plaint constamment de nombreux maux physiques.

Face à une personne qui parle de choses irréelles (hallucinations ou délires).

Devant un client qui refuse de collaborer.

Devant un client agressif verbalement.

Face à une personne qui a des habitudes de toxicomanie ou d'alcoolisme.

Devant une personne qui parle de sa mort prochaine.

Suite en page suivante

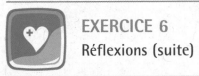

EXERCICE 6
Réflexions (suite)

Avec une personne âgée très désorientée.

Devant une personne très lente.

Avec une personne qui ne fait pas d'efforts.

Quand un client se montre exigeant.

Avec un client qui parle peu.

Partage tes réactions et réflexions avec quelques compagnes.

EXERCICE 7
S'exprimer en disant « je »

Nous vivons tous chaque jour des petites contrariétés (ou des grandes !) dans nos relations interpersonnelles, dans notre milieu familial ou notre milieu de travail. Lorsqu'un conflit survient entre deux personnes, nous ne savons pas toujours par quels moyens faire valoir nos besoins, exprimer notre désaccord ou notre inconfort. S'exprimer en utilisant la première personne, c'est-à-dire en parlant de soi plutôt que de l'autre, s'avère la façon la plus constructive et la plus responsable d'aborder une situation délicate. Il s'agit de faire preuve d'authenticité, mais aussi de respect.

La meilleure façon consiste à : 1) décrire le comportement de l'autre personne ; 2) exprimer nos sentiments personnels vis-à-vis de ce comportement ; 3) décrire les conséquences que ce comportement a sur nous.

Par exemple : « Tu n'as pas fait la vaisselle ce soir comme tu me l'avais promis (**comportement**). Je suis déçue et frustrée... (**sentiment**) ; j'ai un examen à préparer pour demain et je trouve important que nous partagions les travaux ménagers (**conséquence**). »

Mario a attendu Sylvie, qui devait l'emmener au collège, pendant une heure sur le coin de la rue. Mario prend habituellement l'autobus et il n'aime pas être en retard à ses cours. Sylvie qui a eu un contretemps lui dit : « Excuse-moi, mais moi, mes enfants passent avant les cours. Je ne suis pas comme toi, Monsieur Ponctualité ! Ha ha ! Tu n'es pas fâché, j'espère ? »

Mario était très fâché, mais il n'a rien dit. Intérieurement, il se jurait de ne plus jamais adresser la parole à Sylvie. Puis, en la rencontrant à l'heure du dîner, il a décidé de lui parler de l'incident du matin : « Sylvie, j'aurais deux mots à te dire... »

Poursuis cette phrase. Prête tes mots à Mario afin qu'il puisse être authentique et respectueux.

_____

_____

_____

_____

_____

_____

_____

Suite en page suivante ➡

EXERCICE 7
S'exprimer en disant «je» (suite)

Rappelle-toi une situation personnelle où tu aurais pu exprimer une frustration ou un désaccord à une personne de ton entourage.

_____

_____

_____

_____

_____

_____

_____

_____

_____

_____

_____

Formule une intervention en utilisant le «je».

_____

_____

_____

_____

_____

_____

_____

_____

EXERCICE 8

Mes expériences émotionnelles en milieu clinique

Rappelle-toi des expériences vécues en milieu clinique qui t'ont fait vivre certaines émotions.

Situation 1

Décris brièvement une situation agréable.

_____

_____

_____

_____

Qu'as-tu ressenti ?

_____

Quelle a été ta réaction ?

_____

As-tu choisi d'exprimer tes sentiments au client ?   ☐ oui ☐ non

Si oui de quelle manière l'as-tu fait ?

_____

Sinon, pour quelle raison ?

_____

Formule une intervention qui aurait fait preuve à la fois d'authenticité et de respect en utilisant le «je».

_____

_____

_____

_____

Suite en page suivante ⬛⬛⬛➡

EXERCICE 8

Mes expériences émotionnelles en milieu clinique (suite)

Rappelle-toi des expériences vécues en milieu clinique qui t'ont fait vivre certaines émotions.

Situation 2

Décris brièvement une situation plus désagréable.

_____

_____

_____

_____

Qu'as-tu ressenti ?

_____

Quelle a été ta réaction ?

_____

As-tu choisi d'exprimer tes sentiments au client ?   ☐ oui ☐ non

Si oui de quelle manière l'as-tu fait ?

_____

Sinon, pour quelle raison ?

_____

Formule une intervention qui aurait fait preuve à la fois d'authenticité et de respect en utilisant le « je ».

_____

_____

_____

Suite en page suivante ➡

EXERCICE 8

Mes expériences émotionnelles en milieu clinique (suite)

Rappelle-toi des expériences vécues en milieu clinique qui t'ont fait vivre certaines émotions.

Situation 3

Décris brièvement une situation difficile.

_____

_____

_____

_____

Qu'as-tu ressenti ?

_____

Quelle a été ta réaction ?

_____

As-tu choisi d'exprimer tes sentiments au client ?   ☐ oui ☐ non

Si oui de quelle manière l'as-tu fait ?

_____

Sinon, pour quelle raison ?

_____

Formule une intervention qui aurait fait preuve à la fois d'authenticité et de respect en utilisant le « je ».

_____

_____

_____

_____

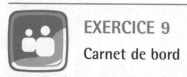

EXERCICE 9

Carnet de bord

Au cours de tes stages, note les expériences qui te font vivre des émotions agréables ou difficiles. Réfléchis à tes réactions.

_____

_____

_____

_____

_____

_____

_____

_____

_____

_____

_____

_____

_____

_____

_____

_____

_____

_____

_____

_____

_____

_____

_____

_____

Chapitre 8

L'empathie

L'EMPATHIE EST UNE MANIÈRE D'ÊTRE QUI SE MANIFESTE PAR UNE capacité d'*être avec* l'autre totalement de façon à comprendre ce qu'elle vit d'unique. Lorsque nous ressentons le besoin de nous confier ou de demander de l'aide, nous choisissons avec soin notre interlocuteur. Nous évitons les personnes trop catégoriques qui nous inondent de conseils et nous règlent notre problème en deux temps trois mouvements, celles qui nous prennent en pitié ou qui pensent nous consoler en nous disant que notre problème n'est pas si grave, que «tout va s'arranger avec le temps», ainsi que celles

L'expression est toujours expression de quelque chose que l'on ne connaît pas.

DENIS PELLETIER

qui nous racontent plutôt leurs difficultés personnelles. Nous recherchons par-dessus tout une personne compréhensive. Même sans connaître la signification du mot «empathie», nous nous sentons instinctivement plus à l'aise avec une personne ouverte et capable d'écouter sans juger.

1. LA DÉFINITION DE L'EMPATHIE

Selon Rogers, l'empathie se manifeste lorsque la personne aidante :

> *éprouve une compréhension exacte du monde du client, comme si elle le percevait de l'intérieur. Sentir le monde privé du client comme s'il était le vôtre, mais sans jamais oublier la qualité du «comme si» – telle est l'empathie* (1972 : 204).

Pour Egan, c'est :

> *l'aptitude à pénétrer dans l'univers d'autrui, à comprendre celui-ci et à lui communiquer cette compréhension. Elle est une «manière d'être» [...], une façon d'être avec les autres et de saisir les nuances et la complexité de leur monde* (1987 : 106).

Saint-Arnaud, pour sa part, définit l'empathie comme suit :

> *La compréhension empathique est une attitude qui permet de percevoir le comportement de l'autre à la façon dont lui-même le perçoit. Elle consiste à regarder le comportement de l'autre comme si j'étais cette autre personne, sans perdre de vue cependant que je ne suis pas cette autre personne* (2004 : 86-87).

Deux idées principales se dégagent de ces définitions : 1) il s'agit de comprendre le monde de l'autre personne, en percevant son expérience comme elle la perçoit ; 2) de lui communiquer cette compréhension, c'est-à-dire lui exprimer ce que je comprends de son expérience, de ses sentiments et de ses comportements.

Certaines recherches indiquent qu'il existe plus d'une forme d'empathie. Egan décrit l'empathie affective comme étant «l'aptitude à être émotivement [*sic*] touché par l'état d'une autre personne», puis l'empathie fonctionnelle qui est «la capacité de comprendre l'état, la situation, le cadre de référence ou le point de vue d'une autre personne» (1987 : 106).

L'empathie affective est la plus subtile et ne se communique pas toujours de façon verbale. Un regard complice ou une main posée sur l'épaule peuvent signifier : «Je comprends ce que tu vis dans le moment et je suis avec toi.» Mais la relation d'aide exige des habiletés qui relèvent davantage de l'empathie fonctionnelle.

Le «comme si»

Se mettre à la place de l'autre, c'est essayer de voir les choses avec ses yeux à lui et de son point de vue à lui. Cela suppose une compréhension de l'intérieur plutôt que de l'extérieur.

> *Le plus souvent, nous lui substituons un autre genre de compréhension très différente. «Je comprends ce qui ne va pas» ; «Je comprends ce qui vous fait agir comme cela» ; ou bien : «Moi aussi j'ai passé par là et je n'ai pas du tout réagi de la même façon» ; c'est le genre de compréhension qui évalue de l'extérieur. Mais si quelqu'un comprend ce que cela fait d'être moi sans chercher à m'analyser ou à me juger, alors je peux m'épanouir et me développer dans cette atmosphère* (Rogers, 1972 : 49).

À titre d'exemple, imaginez-vous en train de dire ceci à une amie : «Je suis très malheureuse. Jacques et moi avons rompu… je crois qu'il est amoureux d'une autre fille.» Si votre amie réplique : «Je te comprends, moi aussi j'ai eu une peine d'amour dernièrement et j'ai beaucoup pleuré. C'est une chose bien difficile à vivre», il est peu probable que vous vous sentiez comprise. Cette compagne *sympathique* se réfère à son expérience personnelle qui est extérieure à vous. Elle comprend que vous vivez une peine, mais elle n'essaie pas de saisir ce que vous vivez à l'intérieur de vous.

Si votre compagne tente de comprendre ce que vous vivez dans cette situation, elle se centrera sur votre expérience et vos senti-ments. Elle vous demandera sans doute des précisions ; elle écoutera attentivement ce que vous dites et elle fera l'effort de se centrer sur votre réaction personnelle. Se mettre à votre place signifie qu'elle écoute votre point de vue, votre perception de la situation et vos sentiments et qu'elle essaie de voir comment elle se sentirait *si* elle avait ce point de vue et cette perception. Aucun être humain ne vit une situation de la même manière. Malgré certaines similitudes quant aux faits, toutes les réactions émotives peuvent se manifester. L'expérience d'une séparation peut faire en sorte qu'une personne se sente rejetée et dévalorisée alors qu'une autre sera très en colère. Si vous vivez une telle expérience avec tristesse, une autre personne la vivra avec un certain soulagement.

Le « *comme si* »… sans pour autant devenir l'autre personne

S'il est nécessaire de comprendre l'autre personne, il est tout aussi important de ne pas perdre de vue que nous ne sommes pas cette autre personne. Mucchielli explique que le sujet « sort de lui-même pour comprendre quelqu'un d'autre sans éprouver pour autant les mêmes émotions que l'autre » (2004 : 49).

L'authenticité prend ici une dimension très significative. Il faut demeurer conscient de ses sentiments personnels pour être en mesure de ne pas les confondre avec les sentiments de la personne aidée. On doit se rapprocher de l'univers intérieur de l'autre tout en restant en contact avec soi-même.

Par exemple, une amie nous annonce son échec amoureux. On peut ressentir de la colère envers le copain qui l'a abandonnée. Si on lui dit : « Tu dois être très en colère contre lui », c'est qu'on considère que nous ressentons exactement les mêmes émotions, que nous sommes deux personnes identiques. En lui attribuant nos réactions personnelles, nous confondons ses sentiments avec les nôtres. Il n'y a plus la caractéristique du « comme si » de l'empathie.

Imaginons une troisième personne qui dirait : « Je suis vraiment désolée de ce qui t'arrive. Comment peut-il t'abandonner ainsi ? Je suis bouleversée. Je pense qu'il ne faut faire confiance à personne. » Cette personne semble quant à elle vivre la tristesse de son amie au point d'en tirer des conclusions pour sa vie personnelle, comme si elle vivait ou allait vivre elle-même cette situation. Encore là, l'aidante doit reconnaître et assumer ses sentiments personnels. Il ne s'agit pas de se mettre à la place du client au point de perdre sa propre identité. Être empathique suppose une capacité de maintenir une distinction très nette entre les perceptions de chacun des participants.

> *On emploie plutôt le terme de sympathie pour désigner cette identification chaleureuse. Dans la compréhension empathique, je perçois cette expérience de l'autre «comme si» j'étais l'autre, mais sans faire mienne cette expérience.*
> (Saint-Arnaud, 2004 : 88)

L'empathie permet donc à l'infirmière de comprendre son client et de se mettre à sa place tout en étant bien consciente de ce qu'elle vit elle-même.

La communication de cette compréhension

La personne aidante est empathique si elle saisit «les sentiments et les réactions personnelles éprouvés par le client à chaque instant... et quand elle réussit à communiquer quelque chose de cette compréhension au client» (Rogers, 1972 : 49). Egan rappelle que non seulement l'aidant s'efforce de comprendre le point de vue du client ainsi que les émotions qui y sont reliées, mais qu'il lui «communique cette compréhension au moment opportun» (2005 : 56).

Il n'est donc pas suffisant de comprendre, encore faut-il le manifester au client de manière à ce qu'il perçoive cette empathie. Il doit se rendre compte de l'intérêt et des efforts de compréhension de la personne aidante. Si l'infirmière écoute en silence, sans réagir à ses propos, le client aura l'impression de parler dans le vide.

Selon Rogers, une compréhension de cette sorte est extrêmement rare, mais il ajoute heureusement ceci :

> *Même un minimum de compréhension empathique, une tentative maladroite et tâtonnante pour saisir ce que veut dire le client dans sa complexité confuse, est une aide, bien que sans aucun doute l'aide soit maximale quand je suis capable de saisir et de formuler clairement le sens de ce qu'il a éprouvé et qui pour lui était resté vague et confus.*
> (Rogers, 1972 : 42)

Il est parfois difficile de saisir le monde intérieur de certains clients, comme les personnes suicidaires, abusives ou celles qui ont perdu contact avec la réalité. Nous devons tout de même tenter de nous en approcher le plus possible. Le client perçoit et ressent notre intérêt, notre désir de comprendre et notre volonté de saisir le sens de son expérience.

2. LES BUTS DE L'EMPATHIE ET SES EFFETS

Pourquoi l'empathie est-elle une attitude aidante ? Parce qu'une attitude compréhensive et exempte de tout jugement de valeur encourage la personne aidée à s'ouvrir, non seulement à son interlocuteur, mais surtout à elle-même. Cela lui permet d'explorer et de découvrir ses difficultés en toute liberté. En ce sens, l'empathie facilite le processus de croissance.

Adopter une attitude empathique s'avère également une façon de manifester notre respect à l'autre, le considérant comme une personne autonome, capable de mobiliser ses ressources pour surmonter ses difficultés et atteindre un mode de vie plus satisfaisant.

> *Mais pourquoi quelqu'un qui cherche de l'aide subit-il un changement favorable lorsqu'il est impliqué pendant quelque temps dans des relations avec un thérapeute chez qui il retrouve ces éléments (authenticité, absence de jugement et empathie) ?*

> *Tout d'abord, il (le client) trouve quelqu'un qui l'écoute et accepte ses sentiments, il devient peu à peu capable de s'écouter lui-même. Il commence à recevoir ce qui lui est communiqué de l'intérieur, à se rendre compte qu'il est en colère, à savoir reconnaître quand il a peur, et même à prendre conscience de ses moments de courage. Au fur et à mesure qu'il s'ouvre plus à ce qui se passe en lui, il devient capable de prêter l'oreille à des sentiments qu'il avait toujours niés ou refoulés. Il peut écouter des sentiments qui lui ont semblé si terribles, ou si déroutants, ou si anormaux, ou si honteux, qu'il n'a jamais été capable de reconnaître leur existence en lui-même.*

Au fur et à mesure qu'il apprend à s'écouter lui-même, il en vient à mieux s'accepter. Tandis qu'il exprime des aspects cachés et terribles de lui-même toujours plus nombreux, il s'aperçoit que le thérapeute lui témoigne, ainsi qu'à ses sentiments, un respect réel et inconditionnel. Il en vient lentement à prendre la même attitude envers lui-même, à s'accepter tel qu'il est et se trouve donc prêt à avancer dans le processus du devenir.

Et enfin en écoutant plus attentivement ses sentiments intérieurs, avec moins d'évaluation et plus d'acceptation envers lui-même, il évolue vers une plus grande congruence. Il se trouve en état de s'évader de sa façade derrière laquelle il s'abritait, d'abandonner ses comportements défensifs et d'être plus ouvertement ce qu'il est véritablement. Au fur et à mesure de ces changements, en devenant plus conscient de soi, en s'acceptant davantage, en adoptant une attitude moins défensive et plus ouverte, il se trouve enfin libre de changer et de se développer dans les directions naturelles à l'organisme humain. (Rogers, 1972 : 49-50)

3. COMMENT COMMUNIQUER NOTRE EMPATHIE

L'empathie, qui est avant tout une attitude, c'est-à-dire une «manière d'être», repose également sur un savoir-faire. Cette capacité d'être avec le client se manifeste en premier lieu par la présence et l'écoute. L'infirmière aidante doit aussi utiliser son sens de l'observation (car l'aspect non verbal importe aussi dans la communication).

L'écoute attentive

L'écoute active est essentielle à toute relation d'aide. La vérification de nos perceptions, le reflet et la reformulation nous aident à bien saisir le sens des messages de l'autre personne. Le cadre d'écoute, qui tient compte de l'expérience, du comportement et de l'état affectif du client, devient un outil particulièrement précieux dans l'écoute empathique. Ces habiletés d'écoute émanent d'une attitude globale, d'une volonté de comprendre et de partager cette compréhension avec le client.

L'essentiel du message

Quand une personne décrit une expérience difficile, elle n'expose pas son problème très clairement au premier abord ; elle fait habituellement des détours, ajoute des détails, hésite à certains moments. « Que veut-elle dire au juste ? Quel est l'essentiel dans toutes ces choses qui ont été dites ? » se demande-t-on alors. Il faut alors chercher à percevoir une idée centrale ou un thème dominant. Lorsque nous pensons avoir trouvé l'idée essentielle, nous *vérifions cette perception* auprès du client de façon à ce qu'il puisse l'infirmer ou la confirmer. Par exemple, en gardant toujours à l'esprit que l'expérience et le comportement sont liés à un sentiment, nous pourrions nous référer à une formule comme : « Vous vous sentez… parce que… » Nous pourrions également aider le client à déterminer un sentiment central en lui demandant ce qui est plus *important pour lui*.

Le reflet des sentiments exprimés

Les émotions occupent une place très importante lorsqu'on vit une situation de crise ou une maladie. Souvent, on n'arrive pas à venir à bout de toutes les souffrances simplement en raisonnant. C'est pourquoi nous devons apprendre à « favoriser l'expression des sentiments » (Tremblay, 2000 : 92).

Pour Auger, être empathique c'est être *totalement* centré sur le monde émotif du client. Mais le monde des émotions peut paraître inquiétant et mystérieux et nous hésitons parfois à nous y aventurer.

> *Il semble que nous éprouvions souvent un certain malaise devant les émotions des autres, probablement relié au malaise que nous ressentons envers nos propres émotions… Nous aimons nous percevoir comme des êtres avant tout rationnels, capables de réfléchir froidement et de prendre des décisions basées sur des raisonnements clairs et précis. Notre propre histoire intérieure et celle de toute l'humanité démentent sans cesse cette prétention… Il suffit de s'arrêter un peu, de descendre quelque peu profondément en soi pour constater combien, au contraire, est fragile chez nous le règne de la rationalité, combien mince la croûte rationnelle qui recouvre chez l'être humain le bouillonnement des émotions.* (Auger, 2005 : 39-40)

Exemple de reflet de l'essentiel d'un message

Millie raconte à son amie Mathilde comment elle a vécu sa première session d'étudiante au cégep :

Millie « Oh ! ça va assez bien... les cours ne sont pas toujours des plus intéressants et cela exige beaucoup de travail. Je dois étudier tous les soirs. Je me suis fait quelques amis et nous allons parfois au cinéma. Mais ce que je trouve le plus difficile c'est de rentrer à mon appartement et de me retrouver toute seule. J'aurais dû choisir un cégep plus près de la maison. Je déteste manger seule, n'avoir personne à qui parler. Chez nous, il y avait toujours beaucoup d'animation. Tu sais comment mes frères sont turbulents... J'ai souvent dit que j'aurais voulu être enfant unique, mais là, ils me manquent. Et je m'ennuie de ma mère surtout... »

Mathilde « Tu te sens malheureuse depuis que tu habites loin de ta famille ? » (**reformulation, reflet de sentiment**)

Millie « Oh ! oui ! Je ne pensais pas trouver cela aussi difficile. »

Mathilde a relevé dans le discours de Millie ce qui lui paraissait être l'élément le plus significatif pour son amie, c'est-à-dire l'ennui relié à l'éloignement. Le ton interrogatif indique que Mathilde vérifie sa compréhension et nous supposons qu'elle écoutera la réponse de Millie de manière à pouvoir rectifier sa perception au cas où elle aurait été inexacte.

L'infirmière doit nécessairement chercher à comprendre les sentiments vécus par son client et l'encourager à les repérer avec plus d'acuité. Le *reflet de sentiment* (reformulation) est l'habileté la plus susceptible de communiquer notre empathie. Par exemple :

Mme Bouchard   « Avant je m'occupais des autres, maintenant ce sont les autres qui doivent prendre soin de moi. Se faire laver par des étrangers, c'est dégradant. » Elle soupire.

Infirmière   « Vous trouvez difficile d'être la personne soignée... les rôles sont renversés. » **(reformulation, reflet de sentiment)**

Mme Bouchard   « Bien oui, c'est ça, c'est humiliant ! »

Vérifier encore et encore

Il est essentiel de *vérifier notre compréhension* des sentiments qui semblent se dégager par les mots et l'expression non verbale. La reformulation (ou reflet de sentiment) nous permet avant tout de vérifier l'exactitude de notre compréhension.

L'infirmière pourrait dire : « Si je comprends bien, vous vous sentez diminuée ou humiliée d'être soignée par des personnes que vous ne connaissez pas ? Est-ce bien ce que vous voulez dire ? » (reformulation et vérification)

L'aidant se doit de vérifier continuellement la précision de sa compréhension, sous peine de dévier insensiblement et de se retrouver éventuellement fort éloigné de son interlocuteur. Puisque l'aidé est le seul à connaître son monde intérieur, il est le seul capable de dire à l'aidant si sa compréhension est exacte, ce qu'il ne pourra faire évidemment que si l'aidant lui transmet fréquemment ce qu'il croit avoir compris. (Auger, 2005 : 55)

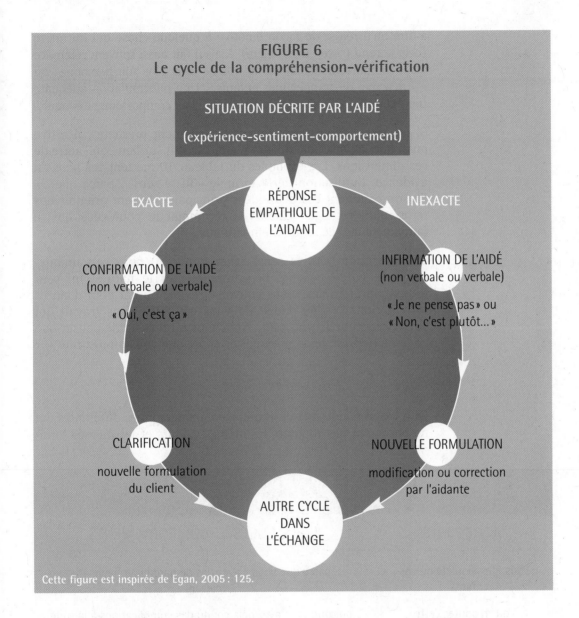

FIGURE 6
Le cycle de la compréhension-vérification

SITUATION DÉCRITE PAR L'AIDÉ

(expérience-sentiment-comportement)

RÉPONSE EMPATHIQUE DE L'AIDANT

EXACTE

INEXACTE

CONFIRMATION DE L'AIDÉ
(non verbale ou verbale)

« Oui, c'est ça »

INFIRMATION DE L'AIDÉ
(non verbale ou verbale)

« Je ne pense pas » ou
« Non, c'est plutôt... »

CLARIFICATION

nouvelle formulation
du client

NOUVELLE FORMULATION

modification ou correction
par l'aidante

AUTRE CYCLE
DANS
L'ÉCHANGE

Cette figure est inspirée de Egan, 2005 : 125.

Relier les sentiments aux expériences et aux comportements

Le fait d'accorder la priorité aux états affectifs ne doit pas nous faire négliger les autres aspects de la situation. Quand le client parle de ses sentiments, il fait également référence à ses expériences, c'est-à-dire qu'il réagit de façon émotive à quelque chose qui lui arrive (cela le rend triste ou en colère). Mais il fait aussi souvent référence à ses comportements, avouant : «Je ne veux plus voir personne» ou «Il m'arrive de frapper mes enfants». Une reformulation adéquate tient compte de l'expérience en cause et du comportement évoqué.

Si les trois composantes sont habituellement présentes, il arrive aussi que la personne aidante mette l'accent sur l'une ou l'autre de ces dimensions. Les exemples du tableau 10 mettent ces liens en évidence. L'utilisation de la formule «Tu te sens... parce que...» illustre comment ces deux idées principales doivent orienter nos reformulations. Egan (2005) la recommande pour ceux qui se familiarisent avec le reflet empathique.

Cette formule («Tu te sens... parce que...») nous sert uniquement de guide puisque la spontanéité et le naturel lui sont toujours préférables. Nous pouvons très bien opter pour d'autres formulations : «C'est l'idée de vous retrouver sans travail qui vous préoccupe le plus» ou «Cela vous rend triste de penser que vous ne pourrez plus pratiquer ce sport que vous aimiez tant».

Saisir le point de vue du client

La relation d'aide met en présence deux personnes différentes qui ne partagent pas toujours les mêmes valeurs et les mêmes senti-

TABLEAU 10	
Exemples de reformulations	
SENTIMENTS	**EXPÉRIENCES ET COMPORTEMENTS**
Vous êtes inquiète de vos enfants...	...parce que vous n'avez pas de gardienne fiable à la maison.
Vous redoutez cette opération...	...puisque vous avez déjà connu des complications à la suite d'une autre intervention.
Vous vous sentez déprimé...	...depuis le décès de votre femme et vous avez tendance à ne plus sortir de la maison.
Vous êtes triste...	...de constater que vous êtes parfois violent avec votre fils.

ments. Il est essentiel de maintenir une distinction très nette entre nos perceptions et celles du client. Toutefois, le fait de tenter de découvrir le point de vue de l'autre personne nous permettra justement d'éviter toute confusion ou distorsion. Par exemple, une jeune femme, enceinte de douze semaines, informe l'infirmière de sa décision de se faire avorter. Celle-ci devra sans doute explorer les motifs et le point de vue de la jeune femme ; elle devra peut-être mettre ses valeurs personnelles en veilleuse si elle veut comprendre la prise de position de la cliente.

Il est fort intéressant de s'exercer à découvrir le point de vue de nos interlocuteurs au cours de nos conversations quotidiennes. Nous oublions jusqu'à quel point deux ou trois personnes peuvent évaluer des situations et des événements de façon parfois diamétralement opposée.

L'interprétation et la généralisation

Il faut éviter toute interprétation du message (ne pas en changer le sens), mais il faut également respecter l'intensité de l'émotion vécue par le client. «Les paroles de l'aidant devraient être essentiellement interchangeables avec celles du client, c'est-à-dire qu'elles expriment la même charge émotive et le même sens» (Rogers, 1972 : 35). Par exemple :

Laurence	«Je suis très déçue de la note que j'ai obtenue à mon dernier examen.»
Annie	«Tu n'es pas satisfaite de ta note ?»
Mireille	«Tu es furieuse de ne pas avoir eu une bonne note.»
Mathieu	«Tu as peur d'échouer.»

Le reflet d'Annie diminue probablement l'intensité de l'émotion de Laurence alors que celui de Mireille l'amplifie et en modifie le sens. Enfin, l'affirmation de Mathieu indique qu'il fait une déduction et non qu'il comprend véritablement ce que Laurence vient de lui dire.

Certaines personnes croient être empathiques en utilisant des formules comme : «Je vous comprends de vous sentir seul…» ou «C'est normal de vous sentir seul…» Il s'agit là d'interventions évaluatives qui donnent raison au client de réagir de cette manière. Ces généralisations banalisent en quelque sorte la situation et les émotions ressenties. Si le client s'entend dire qu'il est *normal*, c'est-à-dire comme tous les autres, sa situation n'est donc pas unique. Il peut penser qu'il n'a donc pas à s'en faire ou que personne ne peut l'aider.

TABLEAU 11	
L'empathie est avant tout une manière d'être	
ATTITUDES EMPATHIQUES	**COMPORTEMENTS LIÉS À L'EMPATHIE**
Être avec le client	• Écouter attentivement en respectant le principe du «comme si j'étais à la place du client».
Respecter les valeurs du client ; le considérer comme une personne unique, donc différente de moi	• Ne pas le juger. • Chercher à comprendre le point de vue du client. • Être consciente de mes réactions et émotions de manière à ne pas les confondre avec celles du client.
Comprendre	Communiquer : • Chercher à saisir l'essentiel du message exprimé par le client. • Relever les sentiments exprimés en utilisant la reformulation ; la vérification des perceptions. • Communiquer au client ce que je comprends au sujet de son expérience ; de ses sentiments et de ses comportements.
Être réceptive	• Vérifier soigneusement l'exactitude de ma compréhension. • Tenir compte des indices qui confirment ou infirment la pertinence de mes interventions.

Pour éviter les clichés ou les phrases stéréotypées, il est essentiel de se centrer avec une attention soutenue sur ce que le client dit de lui et de son expérience et sur ce qu'il manifeste par son attitude non verbale.

4. LES NIVEAUX D'EMPATHIE

Les principaux auteurs qui traitent de la relation d'aide (plus particulièrement Carkhuff, 1969) se réfèrent à une échelle d'évaluation de la qualité de nos interventions empathiques. Ces échelles s'étalent parfois sur quatre ou cinq niveaux, allant d'une compréhension nulle ou faible jusqu'à une expression très avancée d'empathie. Nous retenons ici les trois niveaux décrits par Egan (2005).

Chaque niveau d'empathie est utile à différents stades de la relation d'aide. L'infirmière doit tenir compte du cadre d'intervention et du type d'entretien en cours. Une empathie avancée peut s'avérer prématurée dans certains cas. Une telle forme d'intervention se situe à l'intérieur d'une relation d'aide formelle et ne peut être fructueuse que lorsque la confiance est bien établie. Une fois que le client s'est mis à explorer ses expériences, ses comportements et ses sentiments, l'aidante peut commencer à attirer l'attention sur des choses qui sont exprimées confusément. « Ce n'est que progressivement que l'aidant pourra communiquer à l'aidé des niveaux plus approfondis de compréhension » (Auger, 2005 : 60).

Les différents niveaux de compréhension empathique se reflètent dans nos manières d'intervenir. « En fait, notre réponse empathique s'exprime dans une combinaison de ces trois niveaux de reflets » (Egan, 2005 : 109). Selon le caractère de l'entretien, le degré d'intimité ou de confiance établis avec le client et la phase de la relation, nous choisirons la forme d'intervention la plus pertinente. Les reflets et reformulations de différents niveaux cohabitent favorablement et sont généralement utilisés en alternance.

L'empathie de base (niveau 1)

Pour Egan, un premier niveau de compréhension empathique se limite plus ou moins à reprendre les propos du client ; les interventions de l'aidant sont surtout constituées de reflets simples (réitérations) qui portent davantage sur le contenu. L'aidant écoute, s'intéresse à l'expérience de la personne et y réagit.

L'écoute empathique de niveau 1 contribue à établir un climat de confiance et peut constituer une amorce à une relation d'aide plus approfondie, mais demeure insuffisante pour aider le client à devenir plus conscient de ses états affectifs, de ses attentes et de ses besoins.

L'empathie de niveau intermédiaire (niveau 2)

À un niveau intermédiaire de compréhension, l'intervenant manifeste qu'il comprend bien l'expérience et les sentiments de la personne aidée. Il reformule les propos du client en mettant l'accent sur les sentiments exprimés et sur différents contenus. Les mots utilisés «sont essentiellement interchangeables» et expriment «la même charge émotive et le même sens» (Auger, 2005: 42-43) que ceux de la personne aidée, sans rien ajouter ou soustraire de ce qui a été exprimé.

À ce degré de reflet empathique, le client exprimera probablement qu'il se sent compris et dira «Oui, c'est tout à fait cela» ou «Vous me comprenez bien».

Cette forme d'écoute empathique (qui comprend des reflets de sentiments) «constitue le niveau minimum pour une relation interpersonnelle d'aide» (Auger, 2005: 43) et sera le plus souvent employée dans les premières phases de la relation.

L'empathie avancée (niveau 3)

L'aidant saisit «non seulement le thème principal de la mélodie, mais toutes les harmoniques qui l'accompagnent».

LUCIEN AUGER

En manifestant une empathie avancée, l'aidant communique une compréhension plus complète, plus profonde des expériences affectives de la personne aidée. Le reflet empathique de niveau avancé consiste à élucider le vécu du client à partir du point de vue personnel de celui-ci, mais en allant *au-delà*. L'aidant met alors en relief un message sous-jacent ou relève un aspect qui n'avait été qu'effleuré par la personne aidée. «La forme la plus élémentaire de l'empathie avancée est l'expression de ce que le client ne fait que sous-entendre» (Egan, 1987: 232).

La personne aidante doit lire entre les lignes, mais sans inventer ni deviner ce que le client veut dire. La personne aidante formule clairement ce qui a été exprimé de manière confuse ou embrouillée. Elle doit demeurer attentive aux moindres nuances des expressions verbales et non verbales de la personne aidée.

Les stratégies suivantes vous permettront de manifester une empathie avancée.

• Aider le client à s'ouvrir à de nouvelles perspectives

La personne aidante peut aider un client à faire des liens entre différents éléments de sa situation ou à envisager de nouvelles perspectives. Par exemple, l'aider à faire un lien entre un travail exténuant et un stress qui se répercute dans sa vie familiale. Ou encore, regarder

---

Exemple d'ouverture

David suit Charles depuis quelques semaines pour des problèmes de déprime. Charles lui a parlé de ses difficultés conjugales, de ses relations conflictuelles avec sa patronne, de sa colère envers les femmes qui travaillent à l'extérieur du foyer. Dans ce cas-ci, Charles pourra examiner quelque chose de nouveau grâce à l'intervention de David.

David « Dans ce que tu me dis depuis quelque temps, je vois une chose qui revient souvent... comme une difficulté dans tes relations avec les femmes ; est-ce que cela te dit quelque chose ? » (**empathie avancée**)

Charles « Ouais... j'aime les femmes, mais je n'aime pas qu'elles me dictent ma conduite. Ma mère était une femme autoritaire et me disait que je ne ferais jamais rien dans la vie. Ma femme a un salaire plus élevé que le mien... En fait, je me sens diminué vis-à-vis des femmes. Je pense que je vais réfléchir à ça. »

Exemple de thème récurrent

Au cours des derniers entretiens, Jocelyn s'est déprécié à plusieurs reprises et semble avoir de lui une image défavorable. Dans cette situation, Suzie (son infirmière) met en évidence un thème récurrent : les éléments de dévalorisation de Jocelyn. Cela le met sur une piste d'exploration d'un aspect de sa personnalité.

Jocelyn	«Je suis pas mal découragé. Le directeur du service est-il si exigeant ou est-ce moi qui suis incapable de faire le travail ? C'est la même chose à la maison, je suis maladroit avec les enfants.»
Suzie	«Tu trouves décourageant de ne pas réussir ce que tu entreprends au travail et même à la maison ?» **(reformulation, empathie intermédiaire)**
Jocelyn	Un peu plus tard, il rajoute : «Je suis tellement nul en sport que je ne peux pas suivre mes amis. Ils aiment jouer au hockey et tout ça. C'est frustrant.»
Suzie	«Tu ne peux participer à ce sport d'équipe, alors tu te sens à part des autres...» **(reformulation, empathie intermédiaire)**
Jocelyn	«Oui, bien sûr.»
Suzie	«À t'écouter, une pensée me vient. Tu sembles te diminuer souvent. Tu dis que tu es peu compétent au travail, dans ta famille et dans tes relations avec tes amis...» **(relève un thème récurrent, empathie avancée)**
Jocelyn	«Oui, je me dénigre pas mal.»

son expérience de la maladie comme une occasion de découvrir de nouvelles forces et de développer de nouvelles stratégies d'adaptation.

• Saisir le contenu implicite et les messages récurrents

Pour arriver à discerner le contenu implicite, nous pouvons nous poser les questions suivantes :

–   Qu'est-ce que le client me dit de façon confuse ou obscure ?

–   À quoi fait-il allusion ?

–   Quel est le message sous-jacent derrière le message principal ?

Exemple de contenu implicite

Laura, trente-cinq ans, vient de subir une hystérectomie. Elle a plusieurs fois parlé de ses inquiétudes concernant le fait qu'elle n'aurait pas d'enfant. Dans cet entretien, Laura ne fait qu'effleurer le sujet de sa féminité. L'intervention de Christiane (son infirmière) lui permettra de l'aborder plus directement.

Laura	«J'ai fini par me faire à l'idée que je ne serai jamais une maman. C'est triste. Une femme sans utérus, ce n'est plus une femme. Je ne serai plus jamais la même... mais, ça ira.»
Christiane	«Vous êtes triste à l'idée de ne pas avoir d'enfant, mais il semble aussi que vous ayez une certaine crainte de perdre votre féminité... est-ce possible ?» **(formulation de l'implicite, empathie avancée)**
Laura	«Vous croyez ? Mon mari a toujours été compréhensif jusqu'à maintenant, mais il désirait vraiment un enfant. Notre couple en souffrira peut-être.»

---

5. L'EMPATHIE, LE RESPECT ET L'AUTHENTICITÉ

Les valeurs de base de la relation d'aide sont présentes durant tout le processus d'aide, à tout instant, et quel que soit le mode d'intervention choisi. L'empathie est particulièrement indissociable des attitudes de respect et d'authenticité. En effet, comment être en mesure de saisir le sens de ce qu'une personne vit intérieurement si un conflit de valeur nous porte à la juger négativement ? Essayer de comprendre le point de vue du client nous aide à le considérer avec respect et nous évite de porter un jugement défavorable. Inversement, le fait de bien connaître nos valeurs et de savoir déceler un conflit ainsi que la capacité d'accepter le client comme une personne différente de soi sont des facteurs qui nous disposent à mieux le comprendre.

Il est important de rester en contact avec ses propres sentiments (authenticité) de manière à éviter de les confondre avec ceux du client. L'infirmière consciente de ses émotions peut arriver à une compréhension empathique avec plus de facilité.

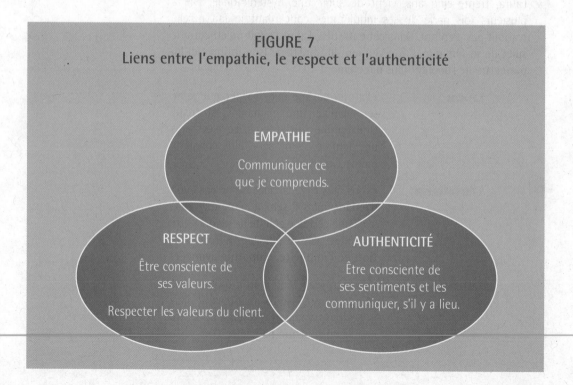

FIGURE 7
Liens entre l'empathie, le respect et l'authenticité

EMPATHIE

Communiquer ce
que je comprends.

RESPECT

Être consciente de
ses valeurs.

Respecter les valeurs du client.

AUTHENTICITÉ

Être consciente de
ses sentiments et les
communiquer, s'il y a lieu.

6. ACTUALISATION DE SOI ET EMPATHIE

Développer notre capacité d'empathie envers les autres contribue à notre croissance personnelle. Plus nous apprenons à nous rapprocher des autres, plus nous apprenons à nous connaître. En demeurant à l'écoute du vécu émotif des clients, cela nous met en contact avec nos propres émotions. Il faut prendre conscience de notre différence et apprendre à la respecter.

Suggestions de réflexions :

– Quand j'éprouve une difficulté, suis-je portée à demander de l'aide ?

– Quand j'éprouve une difficulté, suis-je portée à en parler avec quelqu'un ?

– Suis-je portée à parler davantage de mes expériences, de mes comportements ou de mes sentiments ?

– En relation d'aide, est-ce que je préfère le rôle d'aidante ou d'aidée ?

– Suis-je empathique envers moi-même ? C'est-à-dire est-ce que j'accepte les sentiments ressentis ou est-ce que je me juge plutôt sévèrement ?

7. RÉFÉRENCES

AUGER, L. 2005 [1972]. *Communication et épanouissement personnel*, Montréal, Les Éditions de l'Homme.

EGAN, G.D. 2005 [1987]. *Communication dans la relation d'aide*, Montréal, Les éditions HRW ltée.

MUCCHIELLI, R. 2004. *L'entretien de face à face dans la relation d'aide*, 18e éd., Issy-les-Moulineaux, ESF éditeur.

ROGERS, C. 1972. *Le développement de la personne*, Paris, Dunod.

SAINT-ARNAUD, Y. 2004 [1974]. *La personne humaine : développement personnel et relations interpersonnelles*, Montréal, Éditions de l'Homme.

TREMBLAY, L. 2000. *La relation d'aide au quotidien. Développer des compétences pour mieux aider*, Montréal, Éditions Saint-Martin.

8. EXERCICES SUR L'EMPATHIE

EXERCICE 1
L'empathie dans ma vie personnelle

Rappelle-toi une situation où une personne s'est montrée empathique envers toi. Une occasion où tu t'es sentie vraiment comprise par quelqu'un.

Décris cette expérience.

_____

_____

_____

_____

_____

_____

_____

Quelle a été la principale attitude de cette personne ?

_____

_____

Qu'est-ce que cela t'a apporté ?

_____

_____

_____

_____

EXERCICE 2
L'essentiel du message

Imagine que tu écoutes les personnes ci-dessous. Repère ce qui semble être l'essentiel de leur message.

1) Un client de trente-cinq ans dit : « Je dois passer des tests demain. Le médecin soupçonne un ulcère à l'intestin. Personne ne m'a expliqué en quoi ça consiste exactement. J'ai une idée, mais je pense que c'est douloureux. »

_____

_____

2) Une jeune fille de dix-sept ans dit : « Je suis pourtant prudente. Pas de condom, c'est non, tu sais ce que je veux dire... Mais j'ai cédé et je crains d'avoir attrapé une ITS. Ah ! quelle affaire. Il va se faire parler celui-là ! »

_____

_____

3) Une cliente de quarante ans dit : « Je souffre de migraines depuis longtemps et on dirait qu'elles sont de plus en plus intenses. Jusqu'à présent, aucun médicament ni aucun traitement ne m'ont soulagée. Rien ne réussit. Est-ce que je serai obligée d'endurer ça toute ma vie ? »

_____

_____

4) Un copain qui vient de terminer un baccalauréat en géographie dit : « J'ai étudié pendant dix-huit ans et j'ai envoyé mon CV à quarante endroits différents, partout dans la province. Toujours rien. Y'a pas de place pour les jeunes dans cette société ! »

_____

_____

5) Un jeune homme de vingt ans, paraplégique à la suite d'un accident de motocyclette, dit : « On m'a averti que ma convalescence serait longue. Six mois, un an peut-être. Ça n'a aucun sens. Mes études sont à l'eau et je ne sais même pas si je marcherai à nouveau. Je préfère en finir. Qu'on me fasse une piqûre. »

EXERCICE 3
Le point de vue de l'aidé

Situation 1

Colette, vingt-deux ans : « J'ai peur d'échouer à mon examen de bio. Mais écoute bien ça : si je ne réussis pas, je devrai suivre un cours d'été ; si je suis un cours d'été, je ne pourrai pas travailler ; et si je ne travaille pas cet été... eh bien, tu sais quoi ? Je ne sais pas comment je vais vivre l'automne prochain. Rien que d'y penser... »

1) Quel est le point de vue de Colette ?

2) Quels sont ses sentiments ?

3) Reformule ce que Colette a dit en tenant compte de son expérience, de ses sentiments et de son comportement, s'il y a lieu.

Situation 2

Philippe, dix-neuf ans, a été hospitalisé à la suite d'un accident d'auto : « Je suis content que rien de pire ne soit arrivé. J'avais un peu bu ce soir-là et j'ai pris le volant quand même ; je me pensais bon. Puis... bang ! Quand je me suis réveillé, j'étais ici, dans le plâtre. La mère de mon amie est venue m'engueuler, je ne comprends pas... Sophie n'a rien eu de grave, heureusement. »

1) Quel est le point de vue de Philippe ?

2) Quels sont ses sentiments ?

3) Reformule ce qu'il a dit en tenant compte de son expérience, de ses sentiments et de son comportement, s'il y a lieu.

Suite en page suivante ➡

EXERCICE 3
Le point de vue de l'aidé (suite)

Situation 3

Jean-Pierre, trente ans, est hospitalisé en psychiatrie : « Mes voix me disent de me méfier des infirmières et des médecins. Ils font des expériences avec nos cerveaux. C'est pourquoi je porte toujours ce chapeau noir ; le noir éloigne les mauvais esprits et les hommes méchants. »

1) Quel est le point de vue de Jean-Pierre ?

2) Quels sont ses sentiments ?

3) Reformule ce qu'il a dit en tenant compte de son expérience, de ses sentiments et de son comportement, s'il y a lieu.

EXERCICE 4
Jeux de rôles

Cet exercice a pour but de t'amener à comprendre le point de vue de l'autre.

Étape 1

Formez un groupe de trois ou quatre personnes. Une première participante choisit un des personnages suggérés et, pendant environ cinq minutes, décrit le monde qui l'entoure comme si elle était cette personne. Les autres participantes l'écoutent attentivement.

Imagine que tu vois le monde qui t'entoure à la manière...

-       d'un enfant de huit ans qui doit subir une intervention chirurgicale ;

-       d'une personne âgée assise dans son fauteuil, dans le corridor d'un centre de soins de longue durée ;

Suite en page suivante ━━━▶

EXERCICE 4
Jeux de rôles (suite)

–   d'un père de famille qui est sans emploi depuis plusieurs mois ;

–   d'une jeune fille qui vient d'obtenir son premier emploi et qui découvre qu'elle doit travailler de longues heures pour un maigre salaire ;

–   d'une personne d'origine vietnamienne qui vit au Québec depuis peu ;

–   d'une femme de quarante ans qui, à la suite d'une amniocentèse, a appris que son bébé est atteint d'une trisomie 21 ; c'est sa première grossesse.

Étape 2

En groupe, notez :

- les principales valeurs de cette personne (choses importantes pour elle) ;

_____

_____

- les sentiments exprimés ;

_____

_____

- son point de vue de la situation.

_____

_____

_____

_____

_____

Étape 3

L'étudiante qui a joué le rôle de ce personnage partage avec les autres membres du groupe les perceptions et les sentiments suscités par l'expérience.

EXERCICE 5

Réflexion – la relation d'aide en image

Illustre par un dessin une relation d'aide que tu as récemment vécue avec un client. Il n'est pas nécessaire de savoir dessiner. Des lignes, des couleurs ou des formes peuvent aussi bien exprimer le message.

Quelles sont les idées ou les perceptions nouvelles qui te viennent quand tu observes ton dessin ?

_____

_____

_____

_____

Partage tes impressions avec quelques compagnes et demande-leur de te faire part de leurs perceptions. N'accepte aucune interprétation ni aucun jugement de valeur. Elles doivent dire : « Je vois... » ou « Cela me fait penser à... »

EXERCICE 6
Les niveaux de compréhension empathique

Nomme les interventions des infirmières dans les situations suivantes.

Situation 1

Madame Lalonde, quatre-vingt-cinq ans, a été opérée pour une prothèse de la hanche. Le médecin vient de lui annoncer qu'elle sera transférée dans un centre de réadaptation pour y suivre des traitements de physiothérapie. Anne-Sophie, son infirmière, connaît bien cette cliente pour avoir eu avec elle plusieurs entretiens. Elle a établi une relation de confiance et l'a aidée à exprimer ses craintes et plusieurs sentiments difficiles.

Mᵐᵉ Lalonde	«Je ne veux pas aller dans cet établissement; ici, je m'étais habituée au personnel et attachée à vous. Je vais encore recommencer à vivre avec des gens que je ne connais pas et faire des exercices souffrants. Ah! je suis si fatiguée de tous ces chambardements... Qu'est-ce qui m'attend encore?»
Anne-Sophie	«Vous en avez assez de tous ces changements de milieux... et vous êtes inquiète de ce qui vous attend...»

Type d'intervention :

Mᵐᵉ Lalonde	«Oui, je ne veux plus rien savoir...» Puis, sur un ton de voix colérique, elle rajoute : «Ces médecins ne comprennent rien aux vieux, ils nous trimballent ici et là comme si on était des vieux meubles.» Elle frappe de sa main sur sa hanche opérée. «Je n'en peux plus!»
Anne-Sophie	«Vous vous sentez traitée comme un objet, cela vous met en colère à ce que je vois... c'est bien ça?»

Type d'intervention :

Mᵐᵉ Lalonde	«Je suis en colère, moi?» Elle garde le silence pour un moment. «Oui, c'est vrai... et je ne peux plus rien décider. Je pense que c'est ça qui me fâche le plus.»

Suite en page suivante ➡

EXERCICE 6

Les niveaux de compréhension empathique (suite)

Situation 2

Jocelyne, quarante ans, est hémiplégique depuis un accident de la route.

Jocelyne	«Je ne marcherai plus... c'est ce qu'a dit le neurologue; une bonne blague, tu ne trouves pas?» dit-elle en riant.
Infirmière	«Une blague, dites-vous?»

Type d'intervention :

Jocelyne	«Oui, je trouve ça très drôle! Je vais me promener dans une chaise à roulettes. Tout le monde va me traiter en infirme... Finies les sorties au cinéma, le travail, les amis... Tout fout le camp!» Puis, sur un ton plus grave : «La vie nous réserve toutes sortes de surprises, il faut s'y faire, on n'a pas le choix.»
Infirmière	«Votre vie va changer du tout au tout... vous dites trouver ça drôle... Hum... Permettez-moi d'en douter... Mais je vois que vous parlez de plusieurs pertes et que vous vivez une forme d'impuissance...»

Type d'intervention :

Jocelyne	«Oui, c'est exactement ça.»

Situation 3

Roberto, vingt ans, est atteint de leucémie.

Roberto	«Les traitements vont bien... Quand on est jeune, on combat mieux la maladie, apparemment. Et puis, les médecins savent ce qu'ils font.»

Suite en page suivante ➡

EXERCICE 6
Les niveaux de compréhension empathique (suite)

Infirmière	«Vous me paraissez confiant... n'est-ce pas?»

Type d'intervention :

Roberto	«Oui, je n'ai pas l'intention de m'apitoyer sur mon sort; j'ai toujours été un gagnant et je ne vois pas pourquoi ça changerait. Mes amis ne me verront pas malade et déprimé...» Sur un ton plus colérique : «Est-ce que je vous ai dit que je ne voulais pas les voir ici? Ne laissez entrer personne.»
Infirmière	«Vous n'aimeriez pas que vos amis vous voient malade... qu'ils aient une image différente de vous. Vous semblez en colère...»

Type d'intervention :

Roberto	«Bien, j'ai maigri... je n'ai plus de muscles, je suis moche. Vous ne m'avez pas connu avant.»
Infirmière	«Vous vous trouvez changé... votre corps n'est plus le même? Est-ce que je me trompe si je dis que vous vous sentez diminué?»

Type d'intervention :

Roberto	«Plutôt... oui... ah! Je ne sais pas si je vais redevenir comme avant.»

EXERCICE 7

Mes expériences en milieu clinique

Rappelle-toi une expérience de milieu clinique où tu as fait preuve d'empathie. Décris brièvement la situation.

_____

_____

_____

_____

_____

Cette expérience a-t-elle eu lieu dans le cadre d'une relation d'aide formelle ou informelle ?

_____

Quelle a été ta principale intervention empathique ?

_____

Quelle a été la réaction du client ?

_____

Quel est ton degré de satisfaction ?

_____

Relate une autre situation où tu as été empathique.

_____

_____

_____

_____

_____

_____

Chapitre 9

L'exploration et la spécificité

UN PROBLÈME BIEN FORMULÉ S'AVÈRE SOUVENT À MOITIÉ RÉSOLU. La méthode de résolution de problème de la démarche de soins infirmiers s'appuie précisément sur cet état de fait. Lorsqu'un problème est bien énoncé et mis en relation avec une source de difficulté (anxiété élevée reliée à un changement dans l'état de santé, isolement social relié à un chagrin dysfonctionnel), nous possédons alors les outils nécessaires pour formuler des objectifs et planifier des interventions. Il en va de même pour la relation d'aide : pour surmonter une difficulté, la personne aidée doit d'abord reconnaître qu'elle fait face à cette difficulté.

Deux raisons seulement vous donnent le droit de parler lorsque vous écoutez : montrer à l'autre personne que vous la comprenez en reformulant ses paroles ou lui demander qu'elle répète ou s'explique.

EUGENE T. GENDLIN

Les interventions exploratoires de base comprennent l'incitation légère, l'accentuation et les questions de clarification. Le reflet simple et la reformulation sont également des modes d'intervention appropriés.

1. L'EXPLORATION

Les buts de l'exploration

Une des particularités de la relation thérapeutique, sa raison d'être pour ainsi dire, est d'aider le client qui vit une situation inconnue à voir plus clair en lui-même. La personne aidante l'accompagne dans cette recherche de clarification de la situation et d'élucidation de ses réactions et sentiments. Cette exploration a pour but d'aider le client à établir ses difficultés et ses ressources personnelles.

Lorsque la relation d'aide est de nature informelle, l'exploration sera sans doute moins élaborée puisque le client abordera directement une difficulté reliée à son état : « Je suis inquiet du résultat de mes examens » ou « Je ne pensais jamais avoir à me donner des injections d'insuline ». L'infirmière interviendra alors sur le sujet en cause tout en incitant le client à préciser ses inquiétudes.

Dans une relation d'aide formelle qui s'étale sur une plus longue période de temps, plusieurs problèmes peuvent être soulevés par le client. S'il souffre d'un état dépressif ou exprime un mal de vivre, l'exploration prendra alors toute son importance. Il faudra par conséquent aider le client à envisager ses difficultés une à une et à établir des priorités.

Les pièges à éviter lors de l'exploration

• Les questions inutiles

Il ne faut surtout pas abuser des questions. Il ne s'agit pas de faire enquête ou de procéder à un interrogatoire systématique qui placerait le client en position d'infériorité ou de défense. Notre imagination peut parfois nous jouer quelques tours et nous suggérer des questions qui relèvent tout simplement d'une curiosité déplacée.

Certaines informations sont utiles si elles nous permettent de mieux comprendre la situation vécue par le client, alors que d'autres ne sont absolument pas nécessaires. Par exemple :

Mme Joly, qui se remet d'une fracture de la hanche, confie à l'infirmière ses inquiétudes face à son retour à la maison : «Je dois aller habiter chez ma fille quelque temps. Elle est bien bonne de m'avoir invitée, mais je ne veux pas être un fardeau pour elle. Elle travaille déjà beaucoup. Elle doit s'occuper des enfants et de la maison. Je ne pourrai même pas me déplacer toute seule. Je ne sais pas si c'est une bonne idée, finalement.»

Des questions comme : «Quel âge a votre fille ?», «Combien a-t-elle d'enfants ?» ou «Travaille-t-elle à l'extérieur ?» n'ajouteraient aucune donnée pertinente. Mme Joly est inquiète pour elle-même et remet en cause sa décision d'aller vivre chez sa fille. L'infirmière compétente restera plutôt centrée sur sa cliente et l'aidera à préciser ses préoccupations et ses sentiments.

• Les «pourquoi»

Les *pourquoi* sont aussi particulièrement déplaisants : ils arborent souvent une connotation accusatrice ou une teinte de reproche. L'infirmière qui dirait à Mme Joly : «Pourquoi vous inquiéter à ce sujet ?» ou «Pourquoi ne pas accepter l'invitation de votre fille ?» n'aurait pas vraiment écouté la cliente et nierait ses sentiments, lui laissant même entendre qu'elle a tort de penser comme elle le fait.

• Les questions-solutions

Nous sommes malheureusement bien pressées et trop enclines à chercher une solution alors que le problème n'a pas encore été bien cerné. Des débutantes et même des aidantes plus expérimentées se butent souvent à cette difficulté. Bien intentionnées, nous avons l'impression d'aider réellement une personne uniquement lorsqu'une solution est envisagée. Alors soulagée, nous nous écrions «Mission accomplie!» tout en ressentant une certaine déception puisque les solutions suggérées ou élaborées prématurément sont rarement retenues bien longtemps.

Un exemple de question-solution serait de dire à Mme Joly : «Vous pouvez peut-être demander à un autre de vos enfants...» ou de lui demander : «Avez-vous discuté de tout cela avec votre fille?» ou «Avez-vous essayé de trouver une maison de convalescence?» Il ne s'agit pas là d'exploration, mais de solutions déguisées.

Par ailleurs, une question comme : «Voyez-vous une solution de rechange?» serait plus adéquate – en autant qu'elle ne soit pas posée prématurément. Dans le cas de Mme Joly, le problème n'est pas encore assez bien défini pour explorer des solutions.

Explorer les ressources

La personne qui vit des difficultés devient moins consciente de ses ressources : elle les oublie temporairement. Une maladie, une perte douloureuse ou une situation de crise atteignent la personne au plus profond d'elle-même et perturbent l'image qu'elle a d'elle-même (estime de soi, image corporelle ou rôle social).

Rappelons-nous comment l'approche humaniste considère l'être humain : il possède le potentiel nécessaire pour résoudre ses problèmes et il est animé d'une tendance à développer ses capacités. Aider le client à identifier ses ressources peut lui permettre de reprendre contact avec les forces intérieures qui l'avaient abandonné. Il ne s'agit pas de questionner le client expressément à cet effet, mais de rester à l'écoute de tous les indices révélateurs de ses forces réelles ou potentielles (expériences antérieures, mécanismes d'adaptation disponibles, ressources inutilisées). Un des objectifs de la relation d'aide est justement d'aider le client à mobiliser ses ressources personnelles de manière à vivre plus pleinement.

Ces ressources peuvent venir de l'extérieur, c'est-à-dire de l'entourage du sujet, ou émerger de l'intérieur et se présenter comme une caractéristique ou une qualité personnelle.

La mise en évidence des ressources et des réussites présentes ou passées est donc une dimension importante de l'exploration. Prendre conscience de ses forces intérieures et des ressources environnantes est souvent ce qui permettra au client de reprendre courage, de retrouver l'énergie nécessaire au recouvrement de sa santé physique et mentale.

TABLEAU 12
Les ressources extérieures et intérieures

RESSOURCES EXTÉRIEURES

– la famille ;	– les ressources financières ;
– les ressources communautaires ;	– les amis.

RESSOURCES INTÉRIEURES

– les habiletés de communication : entrer en relation avec les autres, exprimer ses idées, ses sentiments, aimer et se sentir aimé ;	– la spiritualité et les croyances religieuses ;
– la capacité de s'affirmer, de demander de l'aide, de résoudre des problèmes ;	– la capacité d'autocritique ;
– les talents de toutes sortes qui permettent de réussir un travail, de prendre plaisir à différentes activités de la vie (lecture, écriture, musique, peinture, bricolage, sports, etc.) ;	– les valeurs personnelles ou professionnelles ;
– l'autonomie ;	– l'humour ;
– l'estime de soi ;	– la pratique d'activités ayant trait à la connaissance de soi (méditation) ;
– les intérêts divers ;	– les qualités de toutes sortes (leadership, intelligence, générosité, etc.) ;
– la motivation, le désir de réussir, la volonté de guérir ;	– les expériences antérieures ;
	– et une multitude de possibilités...

2. LA SPÉCIFICITÉ ET LE RÉSUMÉ

D'autres formes d'interventions peuvent s'avérer très pertinentes dans certaines circonstances. Deux outils – soit la *spécificité* (ou la clarification par l'utilisation de termes concrets) et le *résumé* – facilitent l'exploration et permettent au client de clarifier sa situation et d'explorer ses ressources.

La plupart des gens initient une conversation ou abordent un problème à l'aide d'une remarque générale plutôt vague : «Oh, ça va mal, ces temps-ci...», «Je partirais bien en voyage...» ou «Enfin, un peu de répit...» C'est un peu comme si la personne tendait une perche afin de vérifier si son interlocuteur est réceptif ou non. Sans réaction de sa part, la remarque tombera à plat et il n'en sera plus question.

Demander de l'aide exige du courage : décrire une expérience pénible, où s'enchevêtrent événements et sentiments, ne se fait pas aisément. Les mots ne coulent pas de source ; on tâtonne, on tourne un peu autour du sujet et on apprivoise la personne qui écoute. C'est habituellement cette personne qui nous aide à trouver le mot juste et à mettre de l'ordre dans nos idées.

La spécificité

Pour établir clairement un problème, il doit être décrit de manière concrète plutôt que vague. La spécificité – ou encore l'utilisation de termes concrets – est une manière d'amener la personne à énoncer clairement la nature du problème.

La spécificité est utile à toutes les étapes de la relation d'aide puisqu'elle vise à clarifier le problème. Elle aide aussi le client à exprimer plus clairement ses émotions et ses attentes en se servant des mêmes points de repère que pour le cadre d'écoute, c'est-à-dire l'expérience, le sentiment et le comportement. Le tableau 13 présente quelques exemples de clarification en termes plus concrets en tenant compte de chacune des composantes d'une situation.

L'infirmière peut aider la personne à clarifier ses propos en posant des questions comme :

–   «Qu'est-ce qui va mal ?»

–   «Que voulez-vous dire ?»

–   «Qu'est-ce qui est le plus important pour vous, en ce moment ?»

–   «Qu'est-ce qui a été le plus difficile pour vous dans tout cela ?»

TABLEAU 13
Les expressions vagues ou concrètes

EXPRESSIONS VAGUES	EXPRESSIONS CONCRÈTES
«Tout va mal ce matin.»	«J'ai raté mon autobus et j'ai manqué les explications pour le travail de session.» (**expérience**) «Je m'en veux.» (**sentiment**) «J'ai dû demander à une compagne de m'expliquer ce travail.» (**comportement**)
«Je fais toujours des gaffes.»	«Ma meilleure amie est très en colère contre moi.» (**expérience**) «Je lui ai dit qu'elle était orgueilleuse et jalouse et je ne sais pas comment me réconcilier avec elle.» (**comportement**) «Je suis triste et déçue de moi.» (**sentiment**)
«Je n'y arriverai jamais.»	«Je ne vois aucun progrès. Mes jambes sont toujours aussi flasques.» (**expérience**) «Je suis découragée.» (**sentiment**) «Pourtant, je fais mes exercices tous les jours.» (**comportement**)
«Enfin, je vais pouvoir respirer un peu!»	«J'ai reçu une lettre de mon employeur; il accepte de me reprendre à l'usine dès que je serai rétabli.» (**expérience**) «Je suis très soulagé.» (**sentiment**) «Je passais mon temps à jongler et je commençais à dire des choses déplaisantes à ma femme». (**comportement**)

Les deux dernières questions sont particulièrement aidantes, car elles permettent au client de se centrer assez rapidement sur l'essentiel du problème.

Il faut parfois dire clairement qu'on ne comprend pas et proposer à la personne aidée de donner un exemple:

Mme Alarie	«Les enfants sont bien ingrats.»
Infirmière	«Que voulez-vous dire, Madame Alarie?»
Mme Alarie	«Mes enfants… ils me font des misères.»
Infirmière	«Quel genre de misères?»
Mme Alarie	«De toutes sortes…»

Infirmière	«Pouvez-vous me donner un exemple ? Qu'ont-ils fait dernièrement ? Cela m'aiderait à comprendre. »
Mme Alarie	«Bien, je n'aime pas beaucoup dire cela, mais ma fille m'a dit hier que je devrais aller en centre d'accueil. »

Les interventions de l'infirmière ont aidé Mme Alarie à préciser ses inquiétudes. Une question délicate ou une observation pertinente révèlent la disponibilité de l'aidante. C'est ainsi que le client pourra profiter de cette ouverture et se libérer d'émotions difficiles à supporter. Il s'agit parfois du coup de pouce qu'il fallait pour amorcer une réflexion ou une prise de conscience plus aiguë du véritable problème.

Le résumé

On utilise la technique du résumé lorsque le client parle de plusieurs sujets connexes et que l'infirmière veut comprendre l'essentiel de son message. En mettant un peu d'ordre dans ses pensées, le client sera plus en mesure de prendre conscience de ses attentes et de ses priorités. Le chapitre 5 traite en profondeur de l'écoute.

TABLEAU 14 Résumé de l'exploration et de la spécificité	
ACTIONS	**EXEMPLES D'INTERVENTIONS**
Éviter les questions inutiles ; les questions de curiosité ; les « pourquoi ? »	
Favoriser l'expression concrète plutôt que vague	« Que voulez-vous dire par ce mot ? » « Pouvez-vous me dire ce qui s'est passé plus précisément ? »
Explorer par : le reflet simple (ou réitération) ; le reflet de sentiment (ou reformulation) ; la question ouverte.	Client : « Je ne suis pas du genre à me laisser abattre facilement. » Infirmière : « ...pas abattre facilement... » Cient : « J'aurais besoin d'aide, mais je n'ai jamais aimé demander. » Infirmière : « Vous trouvez difficile de demander de l'aide... » « Vous m'avez dit avoir traversé plusieurs épreuves, qu'est-ce qui vous a aidé dans ces moments ? » « Qu'est-ce qui est le plus difficile présentement ? »
Observer les indices de ressources du client	« Vous me paraissez prêt à prendre tous les moyens pour guérir. » « D'après ce que vous me dites, vous semblez être une personne très active habituellement. » « Votre travail semble vous plaire et vous semblez bien réussir dans votre profession. » « Vous avez dit plusieurs fois que vous aviez de la facilité à vous faire des amis. »
Utiliser le résumé si nécessaire	

3. EXERCICES D'EXPLORATION

EXERCICE 1
S'exprimer de manière concrète

En te basant sur tes expériences personnelles, donne un exemple d'expérience (ce qui t'arrive ou t'est arrivé). Parles-en d'abord de manière vague et ensuite de manière concrète. Par exemple : «Je n'en peux plus !» (vague) ou «J'ai trop de travail à l'école. J'ai trois examens cette semaine.» (concret)

Vague :

_____

_____

Concret :

_____

_____

Trouve un exemple de comportement (ce que tu fais ou as fait récemment). Par exemple : «Je suis parfois susceptible» (vague) ou «Hier, je me suis disputée avec ma mère. Elle m'a dit que je ne l'aidais pas beaucoup dans la maison. Je me suis fâchée et j'ai claqué la porte de ma chambre.» (concret)

Vague :

_____

_____

Concret :

_____

_____

Trouve un exemple de sentiment (ce que tu ressens ou as ressenti à une occasion récente). Par exemple : «Je suis tout à l'envers» (vague) ou «Je suis bien déçue. J'avais pourtant beaucoup étudié pour l'examen de soins infirmiers et j'ai eu une note bien en dessous de ma moyenne habituelle.» (concret)

Vague :

_____

_____

Concret :

_____

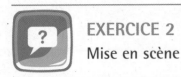

EXERCICE 2
Mise en scène

Imagine-toi dans les situations suggérées et fais-en une description concrète qui tient compte de l'expérience, d'un comportement et d'un sentiment vécus en lien avec cette situation. Par exemple, je dis à une compagne : «Pas encore des jeux de rôles!»

- L'expression concrète serait : Je n'aime pas les jeux de rôles.
- Le sentiment exprimé serait : J'ai peur de me tromper et de dire des bêtises.
- Le comportement manifesté : Je ne suis jamais la première à lever la main.

1) Tu dis à ton copain : «Enfin, le jour de la paye!»

L'expression concrète serait :

Le sentiment exprimé serait :

Le comportement manifesté serait :

2) Tu dis à une amie : «Ah les gars, tous les mêmes!»

L'expression concrète serait :

Le sentiment exprimé serait :

Le comportement manifesté serait :

3) Tu révèles à ta collègue de classe : «Je n'ai pas hâte de commencer mes stages de soins psychiatriques. »

L'expression concrète serait :

Le sentiment exprimé serait :

Le comportement manifesté serait :

EXERCICE 3
Expériences en milieu clinique

Rappelle-toi quelques situations vécues en stage où tu as aidé un client à clarifier ses propos.

Décris brièvement la situation.

_____

_____

_____

Quels étaient les propos vagues de ton client ?

_____

Quelle forme d'intervention as-tu utilisée ?

_____

En quoi la réponse du client a-t-elle été plus spécifique ?

_____

Décris brièvement la situation.

_____

_____

_____

Quels étaient les propos vagues de ton client ?

_____

Quelle forme d'intervention as-tu utilisée ?

_____

En quoi la réponse du client a-t-elle été plus spécifique ?

_____

Chapitre 10

L'immédiateté

UNE RELATION D'AIDE NE SE DÉROULE PAS TOUJOURS SANS QU'IL SE présente quelque ambiguïté ou quelque malaise qui place l'un ou l'autre participant dans l'embarras. C'est pourquoi il est important pour l'infirmière de clarifier, dans certaines circonstances, ce qui se passe entre elle et son client. Cette aptitude à percevoir ce qui se passe et à communiquer au client cette perception est appelée *immédiateté*.

Le terme lui-même évoque l'instant présent. Ce qui se passe tout de suite, ici et maintenant. L'immédiateté est utile dans diverses

Pour exprimer nos sentiments d'une manière plus profitable, nous devons nous centrer sur eux et prendre conscience de ce qui se passe en nous. Cela n'empêchera pas qu'ils soient reliés à l'autre, mais nous en serons désormais les seuls responsables.

EUGENE T. GENDLIN

situations que l'on rencontre fréquemment en relation d'aide. Par exemple, lorsqu'un client hésite à faire confiance à l'infirmière. Ce manque de confiance ne se manifeste pas directement et l'infirmière n'en perçoit que certains indices : le client parle de choses superficielles ou encore il évite les rencontres planifiées. Il peut dire aussi : «personne ne peut m'aider» à un moment où la relation semblait bien établie. L'immédiateté entre encore en jeu lorsqu'un client discute avec l'infirmière comme s'il s'agissait d'une amie, se permet des familiarités ou lui fait des reproches.

Dans ces situations délicates, l'infirmière doit tenter d'éclaircir la situation, pour se sentir plus à l'aise, d'une part, et pour aider le client à prendre conscience de son comportement ou de ses sentiments, d'autre part. L'immédiateté est une habileté avancée qui exige beaucoup d'authenticité de la part de l'infirmière ainsi qu'une bonne maîtrise des habiletés de base.

1. LA DÉFINITION DE L'IMMÉDIATETÉ

L'immédiateté est une habileté qui vise à clarifier ce qui se produit à l'intérieur même de la relation entre la personne aidante et la personne aidée. Selon la situation, l'immédiateté peut prendre différentes formes. Nous établissons la même distinction que Egan (2005) entre l'immédiateté dans l'instant présent et l'immédiateté dans la relation.

L'immédiateté dans l'instant présent

L'infirmière peut interpeller son client concernant une chose qui se passe au cours d'une interaction particulière. Prenons un premier exemple.

Sylvie, dix-huit ans, est hospitalisée à l'unité de soins psychiatriques à la suite d'une tentative de suicide. Elle a accepté que Johanne, une étudiante en soins infirmiers, s'engage avec elle dans une relation d'aide. Elles se rencontrent deux fois par semaine depuis un mois. Johanne est très satisfaite de l'évolution de leur relation, car Sylvie semble lui faire confiance ; elle respecte leurs rendez-vous et accepte d'explorer ses difficultés avec elle. Un jour où Johanne vient la rencontrer, Sylvie est évasive dans ses propos, elle regarde souvent par la fenêtre et demande si l'entrevue durera encore longtemps. Johanne est perplexe. Que se passe-t-il? Tout allait si bien jusque-là.

Johanne	«Que se passe-t-il, Sylvie? Tu sembles distante... cela m'inquiète un peu.»
Sylvie	«Je n'ai pas le goût de parler...»
Johanne	«Tu sembles préoccupée... Qu'est-ce qui ne va pas?»
Sylvie	«Bien, j'ai l'impression que les gens me trouvent ridicule d'avoir voulu mourir parce que mon ami m'a laissée tomber.»
Johanne	«Est-ce que tu crois que je trouve ça ridicule lorsque tu m'en parles?»
Sylvie	«Bien, je n'ai jamais eu l'impression que tu me jugeais, mais j'ai un peu peur de ce que tu peux penser de moi.»

L'échange porte sur la *relation Sylvie-Johanne*, sur la relation *je-tu*. Que se passe-t-il entre toi et moi (ou entre vous et moi)? Voilà ce dont il est question. Johanne perçoit un malaise. Sylvie n'a pas la même attitude envers elle et quand elle dit: «les gens me trouvent ridicule», l'infirmière peut penser que ces paroles s'adressent à elle, même de façon indirecte. Leur relation serait donc perturbée ou remise en question. Une telle ambiguïté laissée en suspens pourrait avoir des conséquences regrettables.

La relation d'aide est avant tout une relation interpersonnelle basée sur la confiance mutuelle. C'est la qualité de la relation infirmière-client qui rend cette relation d'aide possible. Si Johanne n'avait pas cherché à comprendre le comportement de Sylvie, si elle avait dit par exemple: «Tu n'as pas le goût de parler... Très bien, je reviendrai plus tard», le malaise se serait accentué et la relation aurait pu s'effriter peu à peu. Mais si le sujet est abordé directement, dans un climat de respect et d'authenticité, la relation retrouve son équilibre et les deux participantes sortent grandies de cet échange.

L'immédiateté dans la relation

Cette forme d'immédiateté fait référence à ce qui se passe dans l'*ensemble* de la relation, de manière globale. Il ne s'agit pas uniquement de clarifier un incident ou un moment particulier d'une interaction, mais d'aborder avec le client la manière dont la relation tout entière semble évoluer.

Notre façon de nous comporter dans une relation d'aide n'est pas tellement différente de celle que nous adoptons dans nos relations interpersonnelles. L'infirmière espère percevoir chez ses clients des attitudes qui sont liées à certains aspects de leur vie. Un comportement aimable ou agressif, méfiant ou dépendant de la part du client peut être le reflet de certaines difficultés vécues dans ses relations avec les autres. De son côté, l'infirmière réagit à ces attitudes.

«Un des avantages de cette attitude est de mettre l'aidé en contact avec un aidant qui vit intensément le moment présent [...] de ne pas faire de son rapport avec l'aidant un élément séparé de la vie réelle, une espèce d'oasis dans le désert de la réalité» (Auger, 2005: 100-101). L'immédiateté appliquée avec tact et pertinence peut donc mettre en lumière des besoins insatisfaits qui peuvent être explorés par le biais de la relation aidante-aidé.

Il est donc permis de croire que les personnes qui n'ont pas l'habitude de parler d'elles-mêmes et d'exprimer leurs émotions dans leur vie privée peuvent en faire l'expérience en toute sécurité à l'intérieur d'une relation thérapeutique. Mais voyons quelques situations qui peuvent se prêter à l'utilisation de cette habileté.

• Situation 1

Au cours de ses entretiens avec l'infirmière, Mme Souci dit souvent: «J'aime mieux ne pas parler de ces choses-là» ou encore: «Vous ne pourriez pas comprendre; il ne faut faire confiance à personne... les gens sont malhonnêtes.»

Infirmière   «Madame Souci, j'aimerais vérifier quelque chose avec vous. Voyez-vous... j'ai un peu peur que vous ne soyez pas vraiment à l'aise de me parler ; vous avez dit plusieurs fois que les gens n'étaient pas honnêtes. Je me demande si ces reproches s'adressaient aussi à moi. »

Mme Souci « Non, je ne pense pas cela de vous ; je pense que vous êtes une des seules personnes à qui je puisse parler un peu. Vous êtes une bonne personne mais... »

Mme Souci réfléchit quelques instants puis poursuit :

Mme Souci « J'ai eu de bien mauvaises expériences dans ma vie et j'ai toujours eu tendance à me méfier des gens. J'aimerais avoir quelques amis et discuter comme je le fais avec vous, mais c'est difficile pour moi... et je me sens souvent bien seule. »

• Situation 2

À chaque fois que l'infirmière aborde un aspect affectif de sa situation, M. Joyal fait des plaisanteries.

Infirmière « Vous avez beaucoup d'humour, Monsieur Joyal ; vous aimez rire et faire des blagues. Mais il y a des moments où je me sens mal à l'aise parce que, moi, je pense que nous parlons sérieusement et vous ne semblez pas me prendre au sérieux. Je suis très gênée en ce moment de vous dire cela... je ne sais pas... qu'en pensez-vous ? »

M. Joyal « Oh ! tu n'es pas bête toi, ma petite. Tu as bien raison ! J'ai toujours été un bouffon, moi. Je retourne les situations et j'essaie de faire rire les autres ; j'ai du talent pour cela. Mais, au fond, je le sais : je ris... pour ne pas pleurer, comme on dit. »

Remarquez-vous que le ton de l'entrevue a changé ? Le cours de la relation en sera sans doute modifié, à l'avantage des deux participants. L'intervention de l'infirmière a amené Mme Souci et M. Joyal à faire un lien entre leur attitude en cours de relation d'aide et une caractéristique de leurs relations avec les autres. Cela leur permettra de s'attarder ultérieurement à cet aspect de leur vie qui fait sans doute obstacle à leur épanouissement.

Nous sommes également appelées à rencontrer, en milieu psychiatrique, de jeunes patients qui ont de la difficulté à considérer l'infirmière comme une professionnelle ; ils manifestent parfois un si grand besoin de mener une vie normale qu'ils se comportent avec l'étudiante infirmière comme avec une amie, ou même une amie de cœur potentielle. Il n'est pas rare qu'un client dise à l'étudiante : «As-tu un ami ? Es-tu mariée ?» ou «Tu es belle, j'aimerais avoir une amie comme toi». Il est impossible d'établir une relation d'aide sur la base d'un tel malentendu. L'infirmière doit alors aborder directement ce sujet avec son client et lui dire qu'elle s'intéresse à lui en tant que professionnelle et non en tant qu'amie. Il faudra parfois le lui rappeler plusieurs fois au cours de la relation.

2. COMMENT UTILISER L'IMMÉDIATETÉ

L'immédiateté est une habileté qui s'appuie sur les attitudes et les habiletés de base (écoute et empathie) de même que sur les comportements qui sont liés à l'authenticité de l'aidante (ouverture à soi et ouverture de soi). Pour être en mesure de l'utiliser judicieusement, l'infirmière doit aussi développer son aptitude à percevoir ce qui se passe entre elle et son client. Ce sont là les composantes de l'immédiateté.

Développer sa perspicacité

Certains indices dans le comportement de l'aidé donnent lieu à des questionnements :

—   Quelque chose le rend-il mal à l'aise ou tendu ?
      Qu'est-ce qui me rend mal à l'aise ou tendue ?

—   Pourquoi M. Laroche semble-t-il blessé ou hésitant ?

–   Que veut-il dire en ce moment ?

–   Que se passe-t-il entre nous deux ?

Certains comportements sautent aux yeux : si le client refuse de parler plusieurs jours d'affilée, par exemple, ou s'il ne cesse de faire des compliments. Parfois, le malaise se manifeste de manière plus subtile, par des allusions ou des remarques apparemment anodines comme «Vous êtes différente des autres femmes» ou «Les autres ne me comprennent pas».

En ce sens, «l'immédiateté est une forme, peut-être la plus élevée de compréhension empathique» (Auger, 2005 : 100). Souvent, ce qui se déroule dans la relation aidant-client n'est pas exprimé directement et ouvertement. L'immédiateté suppose que la personne aidante soit capable de percevoir un sentiment sous-jacent, exprimé de façon confuse et dont le client n'a pas toujours conscience.

Vérifier sa perception

Une fois qu'on a relevé ce quelque chose qui cloche ou cette dimension qui influence le processus d'aide, il s'agit de communiquer cette perception au client, c'est-à-dire partager cette information et lui donner l'occasion d'y réagir. En disant, par exemple : «J'ai l'impression que vous vous sentez incompris…» ou «Je crois que vous voulez me dire quelque chose… Est-ce que je me trompe ?»

Nos perceptions s'avèrent parfois inexactes ou plus ou moins exactes. Nous partageons nos perceptions avec le client dans le but de les valider, de nous assurer que nous avons bien vu, entendu, observé et écouté. C'est pourquoi il faut toujours vérifier – et non affirmer – nos perceptions. Ce que le client répondra viendra confirmer ou infirmer cette impression et il faudra se montrer réceptives à sa réaction.

Être authentique

Immédiateté et authenticité forment un couple inséparable. Si l'infirmière utilise cette forme d'intervention, c'est qu'elle possède une conscience aiguë de ce qui se passe en elle (malaise, inconfort, inquiétude, déception) et qu'elle choisit de partager ce sentiment avec son client. (Se référer au besoin au chapitre traitant de l'authenticité.) Dire *je*, c'est s'engager personnellement, c'est-à-dire prendre la responsabilité de ses réactions et de ses sentiments. C'est entrer dans une zone d'intimité avec l'autre en partageant quelque chose de soi.

S'ouvrir à l'autre, partager avec lui ce que nous ressentons à son sujet, entraîne une certaine anxiété. Dire je t'aime, c'est prendre un risque : celui d'être aimé en retour ou d'être rejeté à tout jamais. Mais c'est aussi tenter d'ajouter quelque chose de neuf à la relation, de tracer une nouvelle voie et de se donner une chance d'aller plus loin. L'ouverture de soi appelle à l'ouverture de l'autre. Il est très rare que le client demeure insensible à la sincérité de l'infirmière puisqu'elle lui offre, au contraire, l'occasion de s'exprimer et d'être lui-même.

Être respectueuse

Il va sans dire que ces interventions doivent être imprégnées d'un profond respect des valeurs et des réactions du client. Il n'est pas question de reprocher à Mme Souci sa méfiance ou à M. Joyal son humour. L'unique but de l'immédiateté, dans le contexte des soins infirmiers, est d'explorer la manière dont cette méfiance ou cet humour influencent la relation infirmière-client.

On fait preuve de respect envers le client lorsqu'on lui communique nos réactions ou sentiments. On lui témoigne alors qu'on le considère comme une personne responsable, capable de comprendre les réactions d'autrui. Le client fera d'autant plus confiance à une intervenante lucide qui ne perd pas de vue le but de la relation qui les unit.

3. À QUEL MOMENT UTILISER L'IMMÉDIATETÉ

L'immédiateté contribue à clarifier ce qui se produit à l'intérieur de la relation infirmière-client, particulièrement dans les moments suivants :

– lorsque la confiance semble difficile à établir ou à maintenir ;

– lorsque la relation entre l'aidante et le client est tendue ;

– lorsqu'on a l'impression de tourner en rond ou que l'entrevue piétine ;

– lorsqu'une forme d'attirance remet en cause le maintien d'une relation à caractère professionnel.

L'immédiateté peut :

– rendre la relation infirmière-client plus transparente et plus efficace ;

– permettre à l'aidante de mettre en relief des aspects de la vie du client inexplorés jusque-là ;

– amener le client à prendre conscience de sa façon d'être en relation avec les autres et, ainsi, l'aider à envisager des relations interpersonnelles plus satisfaisantes.

D'autres circonstances, comme les différences culturelles, les différences d'âge ou de sexe, une forme de rivalité, de dépendance ou encore une certaine distance sociale peuvent entraver la relation d'aide.

Cette perspicacité, cette aptitude à percevoir ce qui se passe et à le communiquer au client, est une habileté que l'infirmière doit éventuellement développer. L'immédiateté dans l'instant présent intensifie la confiance mutuelle et rend la relation plus transparente. L'immédiateté dans la relation, plus exigeante et plus subtile, exige quant à elle davantage de prudence vu la menace qu'elle peut constituer tant pour l'infirmière que pour le client. Aussi, l'infirmière doit faire preuve de vigilance et développer sa capacité d'autocritique pour être en mesure de déceler les motifs véritables qui ont pu l'inciter à explorer ce qui se passait entre elle et le client. L'intervention était-elle guidée par des besoins personnels ou par un intérêt réel envers le client ? Apprendre à mieux se connaître, respecter ses capacités et ses limites permettra à l'infirmière d'intervenir avec discernement et compétence.

Exemple d'entrave à la relation d'aide

Lysane était étudiante infirmière lorsqu'elle a dû relever un défi bien particulier. Au cours de ses stages en chirurgie, on lui a confié Mme Bernard, une cliente d'une cinquantaine d'années. Or, Mme Bernard travaillait comme responsable d'une unité de soins du même établissement. Celle-ci se montrait courtoise et gentille avec l'étudiante, mais distante et évasive dans ses propos, si bien que Lysane, déjà intimidée par la situation, perdit toute confiance en elle. Elle redoutait toute forme d'intervention ou de soins qu'elle devait effectuer auprès de cette dame qui semblait pourtant triste et déprimée. Fort heureusement, elle prit conscience de son anxiété.

Lysane s'en ouvrit à la cliente : «Je suis vraiment intimidée d'avoir à vous donner des soins. J'ai peur de me tromper, de faire des gaffes. J'ai peur que vous n'ayez pas confiance en moi, vu mon âge et du fait que je sois une étudiante de deuxième année. Je comprendrai si vous me dites que vous ne désirez pas me parler de certaines choses, mais j'aimerais simplement clarifier ce qui se passe. Pouvons-nous en parler un peu ?»

Mme Bernard la rassura : «Ce n'est pas à cause de ton jeune âge, vois-tu, ni parce que tu es étudiante... Je me rappelle bien mes années d'étudiante... Non, je te trouve plutôt courageuse de me dire tout cela. Mais, tu sais, je suis une personne plutôt renfermée et je ne me confie pas facilement. Il faut se durcir quand on a une tâche comme la mienne. Et puis, tiens, je vais te dire ce qui ne va pas... si tu me promets de ne pas raconter ça à tout le monde dans l'hôpital et...» la cliente rit : «...surtout de ne pas me traiter de vieille grincheuse !»

Par la suite, Lysane décrivait sa relation avec Mme Bernard comme la plus belle expérience de relation d'aide de toute sa vie d'étudiante. «Il s'était développé entre cette femme et moi une confiance réciproque inouïe.» Mme Bernard vivait une situation très pénible au travail. Ses relations avec le personnel soignant étaient tendues et elle en souffrait énormément. Elle confia à Lysane, au moment de quitter l'hôpital, que les entretiens qu'elles avaient eus lui avaient beaucoup appris sur les valeurs des jeunes infirmières qu'elle devait diriger et sur sa façon de se comporter avec elles. Lysane se félicitait d'avoir su exprimer à sa cliente ce qu'elle avait ressenti et perçu au tout début de leur relation.

TABLEAU 15
Exemples d'interventions d'immédiateté

Situation	Interventions
Un incident perturbe la communication.	Mme Rita : «J'ai assez parlé pour aujourd'hui...» La patiente détourne la tête, semble en colère. Infirmière : «Je pense avoir dit quelque chose qui vous a fâchée... Est-ce que je me trompe ?» (**vérification de perception**) Mme Rita : «Personne ne me croit quand je dis que je souffre le martyre... et toi, comme les autres. Tu as dit que je prenais trop de médicaments... et je n'ai pas aimé ça.» (**l'infirmière devra clarifier ce malentendu**)
Le client hésite à faire confiance.	Jean semble éviter les contacts avec son infirmière depuis quelques jours. Infirmière : «Je suis inquiète, Jean. Tu sembles ne plus vouloir me rencontrer depuis quelque temps. Qu'est-ce qui ne va pas ?» (**vérification de perception**)
La situation est tendue.	Suzie : «Tu ne peux pas m'aider. Tu es snob, tu as toujours une nouvelle robe, tu as une auto, tu fais ton cours au cégep, tu as une famille... moi, je n'ai rien.» Infirmière : «Cela me rend un peu triste que tu croies que je ne puisse pas t'aider. C'est vrai, j'ai beaucoup de chance et toi tu n'as pas toutes ces choses. Nous sommes deux personnes différentes... Veux-tu, nous allons essayer d'en parler ?» (**authenticité, respect, ouverture**)
La relation n'évolue pas ou l'entrevue piétine.	Carole visite une cliente à domicile. Celle-ci lui répète ce qu'elle lui a dit la semaine précédente concernant le sombre pronostic de sa maladie. Elle dit : «Je n'ai rien à dire de plus. Vos questions ne donnent rien... Vous ne tirerez plus rien de moi.» Carole : «Je suis désolée. Vous avez l'impression que je vous en demande trop ou que je vous pose trop de questions ? Est-ce bien ce que vous voulez dire ?» (**authenticité, vérification de perception**)

Suite en page suivante ➡

TABLEAU 15
Exemples d'interventions d'immédiateté (suite)

Situation	Interventions
La relation professionnelle est difficile à maintenir.	Une cliente dit : « Robert chéri... à quelle heure allons-nous nous rencontrer ce matin ? » Infirmier : « Ginette, nous en avons parlé hier et nous avons convenu que tu ne m'appellerais plus "chéri". Je suis ici en tant que professionnel et non en tant que petit ami. » **(rappel d'une entente)** Ginette : « Oui, c'est d'accord. Excuse-moi. » Quelques heures plus tard, Ginette arpente le corridor et semble triste. Infirmier : « Ginette, j'ai l'impression que tu es triste... est-ce à cause de ce que nous avons dit ce matin ? » **(vérification de perception, clarification)** Ginette : « Bien, oui. Il me semble qu'on peut être des amis même si tu es infirmier. Je sais que tu n'es pas mon copain. Je veux seulement que tu m'aides... c'est fait pour ça un ami, non ? » Infirmier : « Bien, peut-être qu'on ne s'est pas bien compris sur le sens du mot "ami". » **(début de clarification)** Ginette : « Tu as dit : "Je suis un professionnel pas un ami". Il y a assez de monde autour de moi pour me dire quoi faire. Je n'ai besoin de personne d'autre. » Infirmier : « Oui, j'ai dit cela. Mais je n'ai pas l'intention de te dire ce que tu dois faire. Je veux essayer de comprendre ce que tu vis et t'aider si je le peux. Tu sembles fâchée... je suis désolé. » **(vérification de perception, authenticité)** Ginette pleure. Elle rajoute : « C'est seulement que je trouve ça difficile de ne pas avoir quelques amis comme tout le monde. » Infirmier : « Oui, tu sembles triste et bien seule. Nous pourrions peut-être en parler davantage et voir ensemble ce qui pourrait t'aider... Qu'en penses-tu ? » **(empathie, ouverture)**

4. RÉFÉRENCES

AUGER, L. 2005 [1972]. *Communication et épanouissement personnel*, Montréal, Les Éditions de l'Homme.

EGAN, G.D. 2005 [1987]. *Communication dans la relation d'aide*, Montréal, Les éditions HRW ltée.

5. EXERCICES SUR L'IMMÉDIATETÉ

EXERCICE 1
L'immédiateté, oui ou non ?

En te référant aux situations suivantes, indique si l'infirmière a recours à l'immédiateté.

1) Francine rencontre une cliente de cinquante-huit ans. Les membres de l'équipe de soins l'ont prévenue que cette dame était de nature réservée et méfiante. Francine lui dit : «Madame Caron, vous ne me semblez pas à l'aise de parler avec les membres du personnel. Est-ce que je me trompe ?»

Francine utilise-t-elle l'immédiateté ?   ☐ Oui   ☐ Non

Pourquoi ?

2) Lise est en relation d'aide avec un jeune homme de vingt-deux ans qui a un passé de toxicomanie assez important. Ils ont abordé ce sujet la veille et, depuis ce temps, Lise se sent mal à l'aise. Elle a l'impression que Luc lui en veut. Elle dit : «Luc, j'aimerais que nous parlions de ce qui s'est passé hier. J'ai l'impression que tu ne me regardes plus de la même façon depuis que j'ai dit que je n'étais pas d'accord avec les gens qui prennent de la drogue. Je suis mal à l'aise depuis ce temps-là parce que j'ai peur de t'avoir blessé. Qu'en dis-tu ?»

Lise utilise-t-elle l'immédiateté ?   ☐ Oui   ☐ Non

Pourquoi ?

Suite en page suivante ➡

EXERCICE 1
L'immédiateté, oui ou non ? (suite)

3) M. Jolicœur a changé d'attitude avec son infirmière depuis quelques jours. Il préfère dormir ou se dit occupé lorsque Caroline vient le voir pour leur rencontre quotidienne. Caroline lui dit : «J'ai l'impression que vous ne voulez plus me parler. Seriez-vous plus à l'aise avec un infirmier ou avec une autre infirmière ?»

Caroline utilise-t-elle l'immédiateté ?   ☐ Oui   ☐ Non

Pourquoi ?

EXERCICE 2
L'immédiateté dans ma vie personnelle

Rappelle-toi une situation où tu as fait l'expérience avec une personne de ton entourage d'une mise au point au sujet de votre relation. Explique brièvement la situation.

Le bilan de cette expérience était-il positif ou négatif ?

Pour quelle raison ?

Quelles questions te poses-tu à ce sujet ? Discutes-en avec une enseignante et un petit groupe de compagnes.

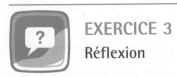

EXERCICE 3
Réflexion

Pense à des situations récentes de ta vie où des difficultés relationnelles (malaise ou insatisfaction avec des parents, des amis) sont demeurées en suspens. Parmi ces situations, choisis celle la moins conflictuelle et indique brièvement en quoi consistait ce malaise.

_____

_____

_____

_____

_____

Imagine un tête-à-tête avec cette personne dans le but de clarifier votre relation. Quelles sont tes attentes face à cette relation ?

_____

_____

_____

Comment lui expliquerais-tu la manière dont tu te sens actuellement face à cette situation ? Essaie de formuler une phrase qui commence par « je ».

_____

_____

_____

Comment l'inviterais-tu à partager avec toi ses réactions ?

_____

_____

_____

_____

EXERCICE 4

L'immédiateté dans mes expériences de relation d'aide

Dans tes relations d'aide formelles avec des clients, choisis une ou des situations où il aurait été opportun de clarifier avec le client ce qui se passait entre vous.

Situation 1

Qu'as-tu remarqué ?

_____

_____

_____

Qu'aurait-il fallu clarifier ?

_____

_____

Qu'est-ce que tu aurais pu dire à ton client ?

_____

_____

Situation 2

Qu'as-tu remarqué ?

_____

_____

_____

Qu'aurait-il fallu clarifier ?

_____

_____

Qu'est-ce que tu aurais pu dire à ton client ?

_____

_____

Chapitre 11

La confrontation

```
                    SOMMAIRE

1. Les définitions et les buts de la confrontation  . . . . . . . . .page 245

2. Les contradictions . . . . . . . . . . . . . . . . . . . . . . . . . . . . . . . . . . .page 246

3. Les déformations . . . . . . . . . . . . . . . . . . . . . . . . . . . . . . . . . .page 248

4. Les principes à respecter . . . . . . . . . . . . . . . . . . . . . . . . . . .page 248

5. Références . . . . . . . . . . . . . . . . . . . . . . . . . . . . . . . . . . . . . . . .page 251

6. Exercices sur la confrontation . . . . . . . . . . . . . . . . . . . . . . .page 252
```

1. LES DÉFINITIONS ET LES BUTS DE LA CONFRONTATION

« CONFRONTER », INDIQUE *LE PETIT ROBERT*, SIGNIFIE « METTRE EN présence (des personnes) pour comparer leurs affirmations ». En relation d'aide, la confrontation n'est pas un affrontement ni un blâme. Au contraire, lorsqu'elle est bien comprise et utilisée avec tact et compétence, elle est une attitude aidante. « Une [...] utilisation malhabile et abusive de la confrontation peut blesser plus

Nous croyons en une confrontation responsable et bienveillante.

GERARD EGAN

que guérir, inciter à la fermeture et à la défense au lieu d'encourager l'ouverture ou provoquer la justification plutôt que l'exploration» (Chalifour, 1999 : 185).

L'infirmière qui s'engage sur cette voie doit demeurer fortement consciente des réactions qu'elle peut engendrer chez le client. Cette forme d'intervention n'est d'ailleurs utilisée que dans le contexte d'une relation infirmière-client basée sur une profonde confiance.

En relation d'aide, la confrontation vise à aider le client :

- à prendre conscience de certaines contradictions ;

- à prendre conscience de son manque de réalisme face à une situation ;

- à examiner un comportement qui pourrait entraver la satisfaction de ses besoins ou faire obstacle à ses relations avec les autres.

Toutefois, certains intervenants ont tendance à croire que l'unique but de la confrontation est d'amener le client à changer de comportement.

> *À notre avis, le but principal de la confrontation n'est pas de faire modifier son comportement, mais de faire prendre conscience au client d'une incohérence qui le paralyse et l'empêche de progresser. S'il parvient à reconnaître cette incohérence, il lui sera possible d'en explorer les manifestations et les raisons. Il aura alors en main les outils pour faire les choix qui s'imposent. Il va sans dire que le choix final est laissé au client.* (Chalifour, 1999 : 188)

2. LES CONTRADICTIONS

Lorsque nous sommes placés devant un problème difficile à résoudre, nous ressentons parfois des émotions contradictoires et nous pouvons, bien involontairement, déformer la réalité. L'anxiété diminue la capacité de concentration de même que la capacité de bien évaluer la réalité. L'ambivalence ou la négation, par exemple, sont des mécanismes qui nous protègent contre l'anxiété ou l'angoisse engendrées par une situation difficile. Ces mécanismes de défense diminuent la souffrance en nous mettant temporairement à l'abri d'une réalité parfois cruelle.

Il n'est donc pas étonnant que nous percevions des distorsions de la réalité ou des contradictions dans le discours de nos clients. Ce sont là des situations faciles à repérer et pour lesquelles, en respectant certaines conditions, l'infirmière pourra avoir recours à la confrontation.

Les contradictions les plus fréquemment rencontrées sont les suivantes :

- le client dit deux choses contradictoires ;

- ses expressions verbales et non verbales ne coïncident pas ;

TABLEAU 16 Exemples de contradictions possibles	
Situation	**Interventions**
Un jeune client exprime deux sentiments contradictoires.	«Tu m'as dit tout à l'heure que tu aimais beaucoup ta soeur et maintenant tu me dis que tu ne l'as jamais aimée... je ne comprends pas très bien.»
L'expression non verbale ne coïncide pas avec les paroles du client.	«Vous dites que vous avez confiance en ce traitement, mais je vous sens inquiet...»
Il y a une différence entre ce que le client dit et ce qu'il fait.	«Vous dites que les exercices physiques sont importants pour votre santé mais je n'ai pas l'impression que vous en faites beaucoup...»
Le client a une perception de lui-même qui n'est pas partagée par les autres.	«Je suis surprise de vous entendre dire que vous n'avez pas été un bon père ; vos enfants semblent très proches de vous...» «Tu dis que tu n'as jamais rien fait de bien et pourtant tu as réussi tes études secondaires et tu es maintenant au cégep.»

- il y a une différence entre ce que le client dit et ce qu'il fait ;

- le client projette une image de lui qui n'est pas partagée par les autres.

3. LES DÉFORMATIONS

Il est parfois difficile de relever les déformations puisque le client qui n'évalue pas adéquatement la réalité est généralement envahi par une anxiété élevée. Il déforme une réalité difficilement acceptable. Dans ce cas, il ne faut surtout pas l'affronter brutalement puisque cela aurait pour effet d'augmenter son anxiété et le priverait d'un mécanisme d'adaptation qui lui est nécessaire. Il faut agir avec discernement, en gardant toujours à l'esprit que le but de la relation est d'aider le client à prendre conscience de ce qu'il vit présentement. Surtout, il faut comprendre et respecter le rythme et les défenses du client.

4. LES PRINCIPES À RESPECTER

La confrontation peut représenter une menace pour le client et créer chez lui un sentiment d'anxiété élevé. C'est pourquoi elle s'insère uniquement dans une relation empreinte de *respect*, d'*authenticité* et d'*empathie*. La confrontation s'appuie aussi sur quelques principes directeurs.

La confrontation s'inscrit dans une relation de confiance

Tout d'abord, le contact avec le client doit être bien établi. Il est difficile d'imaginer une infirmière relevant des contradictions chez une personne qu'elle connaît à peine. C'est seulement dans un climat de confiance mutuelle que ce type d'intervention aidera le client à progresser. L'infirmière doit avoir écouté, compris et exploré les difficultés et les ressources de son client avant d'avoir recours à la confrontation. Le client doit percevoir que l'infirmière

TABLEAU 17
Exemples de déformations possibles

Situation	Interventions
Caroline, vingt-cinq ans, fait des projets irréalistes.	Caroline : «Quand je vais quitter l'hôpital, je vais m'inscrire au cégep et faire mon cours d'infirmière.» Sachant que cette cliente n'a pas terminé ses études secondaires et qu'elle souffre de troubles affectifs sévères, l'infirmière pourrait l'inviter à envisager la réalité.
	Infirmière : «Tu aimerais bien aller au cégep, n'est-ce pas? Mais crois-tu vraiment que cela soit possible présentement? Si tu veux retourner aux études, nous pourrions regarder ensemble ce qu'il te faudrait faire pour commencer. Qu'en penses-tu?»
	Caroline : «Oui, je sais, je dois finir mon secondaire. Ce sera long et difficile.»
Mme Dupuis a appris que son mari est atteint d'une maladie fatale. Le ton de sa voix est agressif et elle essuie furtivement quelques larmes. Elle déforme la réalité.	Mme Dupuis : «Mon mari va revenir à la maison. Le médecin dit qu'il va mourir. Il se trompe. Robert va guérir.»
	Ici, l'infirmière peut faire preuve d'empathie : «Vous trouvez difficile de croire ce que vous dit le médecin. Vous semblez en colère contre lui, mais je pense que vous avez surtout beaucoup de peine...»
	Mme Dupuis : «Oui, c'est inacceptable. Ça va trop vite. Je ne peux pas me faire à l'idée que mon mari soit si malade... c'est trop injuste.»
	Et l'infirmière pourrait continuer ainsi à aider Mme Dupuis à exprimer ses sentiments face à l'éventualité du décès de son mari.
Les clients qui présentent des troubles émotifs sérieux manifestent parfois leurs désirs en déformant la réalité.	Luc, quarante ans, souffre de schizophrénie chronique. Il dit : «Je suis marié et j'ai trois enfants.»
	Rose-Marie, qui a vérifié auprès de l'équipe de soins, lui dit : «Vous dites que vous êtes marié et que vous avez des enfants... Je pense que ce n'est pas tout à fait la réalité... Peut-être aimeriez-vous avoir une famille à vous?»
	Luc : «Bien sûr. Tout le monde veut se marier et avoir des enfants. J'ai failli me marier par exemple.» Il rit. «J'ai eu une copine, mais ça n'a pas marché. Ici, je ne peux rencontrer personne.»

cherche à explorer avec lui et à comprendre ce qu'il dit de ses expériences, de ses sentiments et de ses comportements. Il doit sentir que l'infirmière travaille *avec* lui et non *contre* lui.

Une confrontation prématurée pourrait être interprétée par le client comme un jugement de valeur, ce qui freinerait malheureusement une relation à peine amorcée.

L'infirmière doit bien déterminer ses objectifs

On ne s'engage pas dans une confrontation sans y avoir préalablement réfléchi. L'infirmière doit être consciente des objectifs qu'elle poursuit, du but qu'elle souhaite atteindre à l'aide de cette intervention. Elle doit s'assurer que son intention est bien de venir en aide au client et de participer à son épanouissement.

Comme nous l'avons vu au chapitre sur l'authenticité, l'infirmière est une personne en relation avec une autre personne et, à ce titre, elle peut ressentir toute une gamme d'émotions. Le comportement ou l'attitude du client peuvent lui faire vivre des sentiments de rejet, d'impuissance ou d'impatience. Comme pour l'immédiateté, l'infirmière doit s'interroger sur les motifs qui l'ont incitée à confronter son client. Elle doit se demander si elle ne poursuit pas un objectif personnel.

> [...] l'intervenant doit se connaître suffisamment pour voir s'il ne poursuit pas des objectifs personnels, par exemple s'il ne veut pas utiliser la vulnérabilité du client pour manifester de façon déguisée de l'agressivité ou pour lui démontrer sa perspicacité professionnelle. (Chalifour, 1999 : 189)

Pour prendre conscience de sa motivation profonde et éviter d'utiliser la situation à des fins personnelles, l'infirmière peut se poser la question suivante : « Quels sont mes sentiments à l'égard de ce client ? » Être authentique, c'est avant tout être honnête envers soi-même. L'infirmière qui prend conscience d'un sentiment d'impatience ou d'agressivité envers un client aurait avantage à se montrer authentique ou à utiliser l'immédiateté plutôt que la confrontation. Une telle attitude apportera plus de richesse et de profondeur à la relation infirmière-client.

Être sensible à la réaction du client

Comme pour toute autre forme d'intervention, il est important de laisser une ouverture, de permettre au client de réagir et d'être réceptive à cette réaction. Le client peut exprimer clairement et directement son accord ou son désaccord face à la remarque de l'infirmière. Mais il faudra aussi plus de perspicacité et une grande sensibilité aux messages non verbaux pour bien interpréter la réaction du client. Semble-t-il blessé ? Est-il en train de réfléchir ? Est-il plus anxieux ? Se lève-t-il, prétextant qu'il a des choses à faire ?

Puis, il faut pouvoir *donner suite*, poursuivre l'exploration des sentiments du client. Pour utiliser l'habileté de confrontation, il faut demeurer disponible et s'assurer d'avoir le temps nécessaire de façon à bien terminer l'entrevue, à ne pas laisser le sujet abordé en suspens.

La confrontation est une habileté qui exige du tact, du discernement et un grand respect envers les difficultés du client. Egan (1987) en fait un *art* qui se conjugue à l'empathie avancée et nous invite à l'utiliser avec prudence. Nous pouvons considérer la confrontation comme une invitation à examiner la réalité sous un angle différent. Si elle ne nous éloigne pas de notre intention première qui est d'accompagner le client dans sa recherche personnelle, alors nous pourrons mettre en application cette habileté de manière *responsable et bienveillante*.

5. RÉFÉRENCES

CHALIFOUR, J. 1999. *L'intervention thérapeutique. Vol. 1 : Les fondements existentiels-humanistes de la relation d'aide*, Montréal, Gaëtan Morin éditeur, 1999, 285 pages.

EGAN, G.D. 2005 [1987]. *Communication dans la relation d'aide*, Montréal, Les éditions HRW ltée.

6. EXERCICES

EXERCICE 1

La confrontation dans ma vie personnelle

Rappelle-toi une situation récente où tu as fait l'expérience de la confrontation, c'est-à-dire où une personne de ton entourage t'a fait remarquer (peut-être sous forme de blâme) :

- des contradictions entre ce que tu avais dit et fait ;

- que tu avais énoncé deux affirmations contradictoires ;

- que tu semblais déformer la réalité ;

- que tu avais de toi une perception différente de celle de ton entourage immédiat.

Indique brièvement de quoi il s'agissait.

_____

_____

_____

_____

_____

_____

Quelle a été ta réaction ?

_____

_____

Comment te sentais-tu ?

_____

_____

Quelles questions te poses-tu à ce sujet ? Discutes-en avec une enseignante et un petit groupe de compagnes.

EXERCICE 2
La confrontation en relation d'aide

Formule une confrontation «bienveillante et responsable» pour chacune des situations suivantes.

1) M. Robitaille, quarante-trois ans, est hospitalisé à la suite d'un coma diabétique. Il connaît bien sa maladie et dit l'accepter ; mais il néglige parfois de mesurer son taux de glycémie et il ne se préoccupe pas non plus de son régime alimentaire. Il dit qu'il est un «bon vivant» et qu'il ne s'empêchera pas de profiter de la vie. Tu as soigné M. Robitaille depuis le début de son hospitalisation et tu as établi avec lui une relation d'aide fructueuse. Il dit : «Je sais que je ne devrais pas manger de sucreries, mais c'est difficile de ne pas tricher.»

_____

_____

_____

2) Mme Fugère, cinquante ans, a subi un triple pontage coronarien. Sur un ton enjoué, elle dit : «Je suis bien contente que l'opération ait réussi et j'ai hâte de reprendre mes activités. Je n'ai plus aucune crainte.» Puis, elle regarde au loin, ses sourcils se froncent et le ton de sa voix est moins assuré. «Pensez-vous que je pourrai encore faire du vélo?»

_____

_____

_____

3) Valérie, trente ans, est ta meilleure amie. Elle s'occupe bien de ses deux enfants et travaille à temps plein dans une agence de voyages. Elle suit des cours deux soirs par semaine en vue d'obtenir un diplôme en bureautique. «Le soir, quand je rentre du travail, il m'arrive de faire venir une pizza ou du poulet du restaurant parce que je n'ai pas le courage de préparer le repas. Les enfants ont besoin d'une bonne alimentation et ils ont une mère négligente. C'est ça, les super femmes!»

_____

_____

_____

Suite en page suivante ➡

EXERCICE 2
La confrontation en relation d'aide (suite)

4) Tu travailles dans un centre d'hébergement pour personnes âgées et une des pension-naires, Mme Lambert, s'est fortement attachée à toi. Elle dit que tu es sa préférée et se réfère à toi pour tous ses petits problèmes. Depuis quelque temps, Mme Lambert se plaint d'être abandonnée par sa famille. Tu en es très étonnée parce que tu vois ses enfants et un de ses frères la visiter plusieurs fois par semaine. Elle reçoit également la visite de quelques amies. Tu as plutôt l'impression qu'il y a une personne en particulier qu'elle aimerait voir plus souvent.

_____

_____

5) «Je sais que je ne pourrai plus jamais marcher. Tout le monde essaie de m'encourager, mais je sais bien qu'ils sont convaincus, eux aussi, que je suis handicapé pour la vie.» Tu as établi une bonne relation avec ce jeune homme de vingt-quatre ans qui a subi plusieurs fractures lors d'un accident de motocyclette. Il n'y a aucun doute quant au succès des traitements, car il n'a aucune lésion irréversible et son état s'améliore de jour en jour.

_____

_____

Compare tes réponses avec un petit groupe de compagnes. Vérifiez si ces réponses respectent les principes directeurs de la confrontation :

- relation de confiance ;

- objectifs de l'infirmière ;

- sensibilité à la réaction du client.

EXERCICE 3
Expériences cliniques de confrontation

Relate une circonstance où tu as eu l'occasion d'utiliser la confrontation dans tes relations avec un client. Décris brièvement la situation.

_____

_____

_____

_____

_____

_____

Quelle a été ton intervention?

_____

_____

_____

Comment le client a-t-il réagi?

_____

_____

_____

Quelles questions te poses-tu à ce sujet? Discutes-en avec une enseignante et un petit groupe de compagnes.

_____

_____

_____

_____

Conclusion

UNE JEUNE INFIRMIÈRE FRAÎCHEMENT DIPLÔMÉE A RÉCEMMENT remarqué : « Je ne pensais pas que mes apprentissages en relation d'aide m'aideraient autant. J'en suis vraiment surprise. Je m'en sers beaucoup et je m'améliore tous les jours. C'est ce qui m'apporte le plus de satisfaction dans mon travail. »

Ce commentaire illustre comment la compétence de cette infirmière continue de se développer par ses expériences quotidiennes. La satisfaction qu'elle retire des relations avec ses clients témoigne d'une démarche d'actualisation de soi toujours en mouvement. L'apprentissage de la relation d'aide n'est jamais terminé. Il se poursuit et se poursuivra aussi longtemps que le désir de progresser sera présent. C'est pourquoi l'infirmière doit considérer la relation d'aide comme partie intégrante des soins qu'elle prodigue.

Soigner relève de l'art tout autant que de la science. La science peut décrire certains phénomènes, les expliquer et nous dicter le geste à poser ou la méthode à utiliser : elle nous informe sur le «quoi faire». Mais le terme *soin* inclut aussi la notion du «comment faire», c'est-à-dire la manière. C'est précisément cette manière de faire et d'être qui donne tout son sens à l'acte infirmier. L'attention que nous prêtons à nos clients, le souci que nous avons de la personne dans son entier et dans son unicité ne peuvent être dissociés de nos gestes quotidiens.

Respect, authenticité, écoute, empathie – tous ces éléments de la relation d'aide sont autant de moyens, d'outils indispensables à la qualité des soins qui, conjugués au savoir scientifique et à une compétence technique indéfectible, confèrent aux soins infirmiers leur caractère professionnel.

L'infirmière sera appelée à travailler dans des milieux divers ; elle soignera ses clients à domicile et sera de plus en plus en contact avec les familles. Les attitudes et les habiletés de relation d'aide seront toujours au cœur des soins infirmiers. L'importance accordée à l'établissement d'une relation authentique permettra à l'infirmière-aidante de devenir une *véritable alliée* de ses clients.

Bibliographie générale

ADAM, E. 1983. *Être infirmière*, 2ᵉ éd., Montréal, Les éditions HRW ltée.

ADLER, R.B. et N. TOWNE. 1991. *Communication et interactions*, Montréal, Éditions Études Vivantes.

AGUILERA, D.C. et J.M. MESSICK. 1978. *Intervention en situation de crise: théorie et méthodologie*, 3ᵉ éd., Saint Louis et Toronto, The C.V. Mosby Company.

ALLPORT, G. *et al.* 1971. *Psychologie existentielle*, Paris, EPI s.a. Éditeurs.

AUGER, L. 2005 [1972]. *Communication et épanouissement personnel*, Montréal, Les Éditions de l'Homme.

BIZIER, N. 1992. *De la pensée au geste*, Montréal, Décarie éditeur.

BUBER, M. 1959. *La vie en dialogue*, Paris, Aubier.

BUCKMAN, R. 1994. *S'asseoir pour parler. L'art de communiquer de mauvaises nouvelles aux malades. Guide du professionnel de la santé*, Ville Saint-Laurent, Éditions du Renouveau Pédagogique.

CARPENTIER-ROY, M.-C. 1991. *Corps et âme: psychopathologie du travail infirmier*, Montréal, Liber.

CHALIFOUR, J. 1989. *La relation d'aide en soins infirmiers: une perspective holiste humaniste*, Montréal, Gaëtan Morin éditeur.

CHALIFOUR, J. 1999. *L'intervention thérapeutique. Vol. 1: Les fondements existentiels-humanistes de la relation d'aide*, Montréal, Gaëtan Morin éditeur.

CHALIFOUR, J. 2000. *L'intervention thérapeutique. Vol. 2: Stratégies d'intervention*, Montréal, Gaëtan Morin éditeur.

CYRULNIK, B. 2001. *Les vilains petits canards*, Paris, Éditions Odile Jacob.

CYRULNIK, B. 2006. *De chair et d'âme*, Paris, Éditions Odile Jacob.

DEVITO, J.A. 1993. *Les fondements de la communication humaine*, Montréal, Gaëtan Morin éditeur.

EGAN, G.D. 1975. *The Skilled Helper, A Model for Systematic Helping and Interpersonal Relating*, Monterey (Calif.), Brooks/Cole Publishing Co.

EGAN, G.D. 1987. *Communication dans la relation d'aide. Cahier d'exercices. Acquisition des habiletés*, Montréal, Les éditions HRW ltée.

EGAN, G.D. 2005 [1987]. *Communication dans la relation d'aide*, Montréal, Les éditions HRW ltée.

GARNEAU, J. et M. LARIVEY. 1979. *L'auto-développement : psychothérapie dans la vie quotidienne*, Montréal, Ressources en Développement inc.

GENDLIN, E.T. 1975. *Une théorie du changement de la personnalité*, 3ᵉ éd., Montréal, Les Éditions du Centre Interdisciplinaire de Montréal Inc.

GENDLIN, E.T. 1982. *Mieux que se comprendre : se retrouver au centre de soi*, Montréal, Le Jour éditeur.

GENDLIN, E.T. 2006. *Focusing : au centre de soi*, Montréal, Éditions de l'Homme.

HALL, E.T. 1971. *La dimension cachée*, Paris, Éditions du Seuil.

HÉTU, J.-L. 1982. *La relation d'aide. Guide d'initiation et de perfectionnement*, Ottawa, Éditions du Méridien.

HÉTU, J.-L. 1994. *La relation d'aide. Éléments de base et guide de perfectionnement*, Boucherville, Gaëtan Morin éditeur.

JOURARD, S.M. 1974. *La transparence de soi*, Sainte-Foy (Québec), Les éditions Saint-Yves inc.

KÉROUAC, S. *et al.* 2003. *La pensée infirmière*, 2ᵉ éd., Laval, Éditions Études Vivantes.

KIROUAC, G. 1989. *Les émotions*, Québec, Presses de l'Université du Québec, coll. «Monographies de psychologie».

LAZURE, H. 1987. *Vivre la relation d'aide. Approche théorique et pratique d'un critère de compétence de l'infirmière*, Montréal, Décarie éditeur inc.

LECOMTE, C. et L.-G. CASTONGUAY. 1987. *Rapprochement et intégration en psychothérapie : psychanalyse, behaviorisme et humanisme,* Montréal, Gaëtan Morin éditeur.

LIMOGES, J. 1982. *S'entraider,* Montréal, Les Éditions de l'Homme.

MAY, R. 1972. *Le désir d'être : psychothérapie existentielle,* Paris, Epi s.a. Éditeurs.

MUCCHIELLI, R. 2004. *L'entretien de face à face dans la relation d'aide,* 18ᵉ éd., Issy-les-Moulineaux, ESF éditeur.

MYERS, G. et M.T. MYERS. 1984. *Les bases de la communication interpersonnelle. Une approche théorique et pratique,* Montréal, McGraw-Hill Éditeur.

ORDRE DES INFIRMIÈRES ET INFIRMIERS DU QUÉBEC (OIIQ). 2003. *Code de déontologie des infirmières et infirmiers,* Québec, Éditeur Officiel.

ORLANDO, I.J. 1979. *La relation dynamique infirmière-client,* Montréal, Les éditions HRW ltée.

PATERSON, J.G. et L. ZDERAD. 1988. *Humanistic Nursing,* New York, National League of Nursing.

PAUL, D. 1984. « La relation infirmière-client – Pivot de la santé mentale du client et de l'infirmière », *Nursing Québec,* vol. 5, nº 1, nov.-déc., p. 25-26.

PAUZÉ, É. 1984. *Techniques d'entretien et d'entrevue,* Mont-Royal (Québec), Modulo éditeur.

PELLETIER, D. 1981. *L'arc-en-soi,* Montréal, Éditions Internationales Alain Stanké.

PELLETIER, D. 1987. *Ces îles en nous. Propos sur l'intimité,* Montréal, Québec/Amérique.

PEPLAU, H. 1988. *Interpersonal Relations in Nursing,* London, McMillan Education Ltd.

PHANEUF, M. 1982. «Chroniques de l'inspection profession-nelle. La communication et la relation d'aide : éléments de compétence de l'infirmière», *Nursing Québec*, vol. 2, n° 2, janv.-févr., p. 15.

PHANEUF, M. 2002. *Communication, entretien, relation d'aide et validation*, Montréal, Chenelière/McGraw-Hill.

POTTER, P.A. et A.G. PERRY. 2002. *Soins infirmiers*, tome 1, Montréal, Études vivantes.

RAINVILLE, T. 1984. «Vers un nursing holiste», *L'infirmière canadienne*, vol. 3, n° 3, p. 23.

RIOPELLE, L., L. GRONDIN et M. PHANEUF. 1984. *Soins infir-miers. Un modèle centré sur les besoins de la personne*, Montréal, McGraw-Hill éditeur.

ROGERS, C. 1972. *Le développement de la personne*, Paris, Dunod.

ROGERS, C. 1977. *La relation d'aide et la psychothérapie*, Paris, Les Éditions ESF.

SAINT-ARNAUD, Y. 1983. *Devenir autonome. Créer son propre modèle*, Montréal, Le Jour éditeur.

SAINT-ARNAUD, Y. 1996. *S'actualiser par des choix éclairés et une action efficace*, Montréal, Gaëtan Morin éditeur.

SAINT-ARNAUD, Y. 2004 [1974]. *La personne humaine : développement personnel et relations interpersonnelles*, Montréal, Éditions de l'Homme.

SATIR, V. 1976. *Making Contact*, Milbrae (Calif.), Celestial Arts.

SATIR, V. 2003 [1995]. *Thérapie du couple et de la famille*, 8ᵉ éd., Paris, Desclée de Brouwer.

SERVAN-SCHREIBER, D. 2003. *Guérir le stress, l'anxiété et la dépression sans médicaments ni psychanalyse*, Paris, Robert Laffont, coll. «Réponses».

SILLAMY, N. 1972. *Dictionnaire de la psychologie*, Paris, Librairie Larousse.

TRAVELBEE, J. 1978. *Relation d'aide en nursing psychiatrique*, Montréal, Éditions du Renouveau Pédagogique.

TREMBLAY, L. 2000. *La relation d'aide au quotidien. Développer des compétences pour mieux aider*, Montréal, Éditions Saint-Martin.

WATZLAWICK, P. 1975. *Changements : paradoxes en psychothérapie*, Paris, Éditions du Seuil.

WATZLAWICK, P. 1986 [1980]. *Le langage du changement : éléments de communication thérapeutique*, Paris, Éditions du Seuil.

WILSON, H.S. et C.R. KNEISL. 1979. *Soins infirmiers psychiatriques*, Montréal, Éditions du Renouveau Pédagogique.

Index

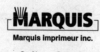

MARQUIS

Marquis imprimeur inc.

Québec Canada